困ったぞ！ こうなりたくない！

トラブル事例に学ぶ歯科訪問診療

［著］
浅野倉栄
足立　進
片山繁樹
柴垣博一
高田晴彦
中島　丘
宮本智行

クインテッセンス出版株式会社　2019
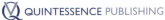

Berlin, Barcelona, Chicago, Istanbul, London, Milan, Moscow, New Delhi, Paris, Prague, São Paulo, Seoul, Singapore, Tokyo, Warsaw

序　文

　あの日の中島 丘先生の明るい笑顔は、今でも忘れられません。

　2013年11月24日の朝、東京ビッグサイト（東京国際展示場）でのことでした。第8回医療の質・安全学会学術集会が行われていました。たくさんの参加者のいる中、ロビーでばったりと丘先生に出会いました。その折、今回お世話になったクインテッセンス出版編集部の大谷亜希子さんとも名刺交換させていただきました。私は、「超高齢化・多死社会における地域医療での安全の確保」というテーマのワークショップで「診療所での安全の取り組みとそれを支える多職種合同研修の効果」に関する発表を控えていました。「お互いにがんばろう!」といった話をしたことを記憶しています。

　横浜の隣接の区で開業していた丘先生とは、日本歯科医療管理学会でもつながりがあり、特に医療安全の分野では、先生の企画する書籍に分担執筆したこともありました。

　2017年になって突然、大谷さんから連絡があり、丘先生の急逝を知ることになりました。そして、医療安全の本の企画・執筆をしていたと聞き及びました。内容は、訪問診療でのトラブル事例を題材に歯科医療の安全を考えるというものでした。

　日本歯科医療管理学会、神奈川県歯科医師会、日本歯科医師会などで医療安全を永らく担当していた関係で、訪問診療に関する歯科医療の安全についての検討があまりなされていないことには、私も気づいていました。丘先生は以前からその点に注目されており、地域の横浜市緑区歯科医師会ではその研究をし、論文も発表されておりました。一方私は、訪問診療にときどき出かける程度で特に詳しいわけではありませんでしたが、これも何かの縁、先生の思いを引き継いで書籍を完成させたいと決意しました。

　メインの訪問トラブル事例に関しては主に、丘先生と同じ区で開業され、かつ同窓というつながりのある浅野倉栄先生と、地元横浜市港北区歯科医師会と日本歯科医療管理学会等でご一緒している高田晴彦先生にお願いしました。おふたりとも訪問診療に精通しています。医療安全全般については、当時東京医科歯科大学（麻酔・生体管理学分野）で医療の質・安全学会でも活躍され、日本歯科医師会の医療安全講習会も担当されていた宮本智行先生に協力をお願いしました。また、インプラントの患者さんの訪問トラブルが今後問題になるのではないかと推測されることから、日本歯科医療管理学会専務理事で日本口腔インプラント学会でも活躍されている柴垣博一先生に執筆に加わっていただきました。さらに、丘先生と親交があった弁護士の足立 進先生には法律面を担当していただきました。

こうして約2年の歳月をかけて完成したのが本書です。

　PART1では、歯科訪問診療の特性について、これから訪問診療を始めようとしている方にもわかりやすく解説しています。PART2では、具体的にトラブル事例を挙げ、その予防法と対応法を解説しました。本書のメインコンテンツになります。ご熟読いただければ幸いです。PART3は、歯科訪問診療に関する法的責任について弁護士の立場からいろいろな判例をお示しして解説しています。PART4の医療安全総論では、これまでの歯科医療安全管理体制の変遷等を示しました。この20年いろいろなことがありましたし、制度も変わりました。PART5では、トラブル事例の活かし方を示しました。ぜひ、実践していただきたいと思います。PART6では、2015年から施行されている医療事故調査制度について解説しています。歯科には関係ないと思われがちですが、けっして"対岸の火事"ではありません。PRAT7の付録には、医療安全に関する資料を収載しました。また、本書の趣旨から少しはずれるということで「経営面からの分析」もこのパートになっています。ご活用いただければ幸いです。「お役立ちコラム」には、本文に関係する事項で、有益と思われる情報を詳しくまとめてあります。

　本書が今後の歯科医療の安全確保のために少しでも寄与できれば、中島　丘先生を初めとして執筆者一同の本望です。

　結びになりますが、日本歯科医師会、神奈川県歯科医師会、日本歯科衛生士会等の資料を活用させていただきました。関係の方々には厚く御礼申しあげます。また、トラブル事例の収集にあたり、歯科衛生士の武藤智美さん、深町厚子さんにご協力いただきました。感謝申しあげます。

2019年3月吉日
執筆者代表
片山繁樹

contents

序文 …………………………………………………………………………………………………… 2

PART1 診療室とはぜんぜん違う! 歯科訪問診療とは　　9
浅野倉栄／高田晴彦

1 : 歯科訪問診療の対象者とは（高齢者の特徴） ………………………………… 10

2 : 高齢者の生活環境とは ……………………………………………………………… 12

3 : 歯科訪問診療では、多職種連携は不可欠 ……………………………………… 14

4 : 多職種連携を円滑に行うための工夫 …………………………………………… 15

5 : Q&Aで理解する　歯科訪問診療の安全対策 基本ノウハウ …………… 16

　[Q1] 在宅での歯科診療は、どこまで対応するのか? ……………………………… 16

　[Q2] 後方支援がないと、在宅での歯科診療はできないのか? …………………… 16

　[Q3] どのようにして多職種と情報共有をするのか? ……………………………… 17

　[Q4] 歯科訪問診療では、どのような治療を優先すべきか? ……………………… 20

　[Q5] 訪問する時間帯は、何時でもよいのか? ……………………………………… 21

　[Q6] 初回の患者さん対応時、まずはどんな点に注意すべきか? ………………… 22

　[Q7] 在宅でのエックス線写真撮影では、どんな注意をすべきか? ……………… 24

　[Q8] 要介護者の義歯製作時、どんな点を考慮すべきか? ………………………… 25

　[Q9] 口腔内のケア時に誤嚥させないために、どんな工夫ができるか? ………… 26

6 : 歯科訪問診療の必需品一覧 ……………………………………………………… 29

　[収納の工夫1] 処置ごとにセットにしてケースに分けておくとよい ……………… 30

　[収納の工夫2] 小物はバッグのサイドポケットを活用する ……………………… 32

　[収納の工夫3] 延長コードは小袋に入れて、ほかの荷物にひっかからないようにする ………… 32

contents

PART2 トラブル予防＆発生時のために知っておこう！ 29の事例でみる対応法　33

浅野倉栄／片山繁樹／柴垣博一／高田晴彦／宮本智行

| トラブル事例01 | ： | 訪問先に着いてから忘れ物に気づいた！ | 34 |

トラブル事例01：訪問先に着いてから忘れ物に気づいた！ …………………………………………… 34

トラブル事例02：訪問中、車を近隣に止めていたが、駐車禁止違反で反則金を払うことになった！ …… 35

トラブル事例03：訪問先へ向かう途中に自動車事故にあった！ ………………………………………… 36

トラブル事例04：訪問先に向かう途中、カルテを紛失してしまった！ ………………………………… 38

トラブル事例05：施設の歯科室での診療の際、同姓同名の別の方が来てしまった！ ………………… 39

トラブル事例06：病院入院中の患者さんで、ベッドのギャッチアップができなかった！ …………… 40

トラブル事例07：患者さんの話が長く、話を遮れないためにケアがなかなか進まない！ …………… 41

トラブル事例08：服薬状況の把握と評価が行われずに歯科医師が抜歯をしてしまった！ …………… 42

トラブル事例09：患者さんが開口してくれない！ ………………………………………………………… 44

トラブル事例10：言語聴覚士が動揺歯を抜いてもらうよう患者さんに指示していた！ ……………… 46

トラブル事例11：訪問先の患者さんの口腔内にインプラントが埋入されていた！ …………………… 48

トラブル事例12：インプラントを埋入した患者さんだったが、メインテナンスが行われていなかった！ … 52

トラブル事例13：独居の患者さんに口腔清掃指導をしたが、ケアしていなかった！ ………………… 58

トラブル事例14：認知症の患者さんから暴力をふるわれた！ …………………………………………… 60

トラブル事例15：何事にもこだわりが強い認知症の患者さんの口腔内のケアが進まない！ ………… 62

トラブル事例16：認知症の患者さんが口腔内のケアを拒否してなかなか進まない！ ………………… 63

トラブル事例17：認知症の患者さんの口腔内をケアする際に、誤嚥させてしまいそう！ …………… 64

トラブル事例18：ポリッシングをしていたらチップが破損して誤飲してしまった！ ………………… 66

トラブル事例19：局所麻酔中に自分（歯科医師）の指に針が刺さってしまった！ …………………… 68

トラブル事例20：病室内でポータブルユニットで口腔内のケアをしていると、
同室の患者さんからうるさいと怒られてしまった！ ……………………………………… 71

トラブル事例21：義歯製作のための咬合採得時、咬合床軟化中にカーテンをこがしてしまった！ ……… 72

トラブル事例22：服薬指導や注意事項を伝えても患者さんに理解してもらえなかった！ …………… 73

トラブル事例23：訪問中に患者さんのご家族が入浴し始めたため、
歯ブラシを洗いに洗面所に行けなかった！ ……………………………………………… 74

トラブル事例24：処置をしているときに腰痛になってしまった！ ……………………………………… 76

contents

トラブル事例**25**：施設の介護職から口腔衛生についての理解・協力が得られない！ ………………… 78

トラブル事例**26**：キーパーソンがたくさんいて、誰にお伝えしたらよいかわからなかった！ ……………… 79

トラブル事例**27**：治療後に「出血が止まらない」とご家族から連絡がきた！ ……………………………… 80

トラブル事例**28**：介護職による歯間ブラシでの清掃中、ブラシ部分が折れたと連絡が来た！ ……… 82

トラブル事例**29**：患者さん・ご家族に、支払ってもらえなかった！ …………………………………………… 84

PART3　歯科訪問診療において知っておきたい**法的責任**—判例からみた医療安全— 　87

足立 進

1：増加傾向を示す歯科医療トラブル …………………………………………………………………………… 88

2：歯科訪問診療で生じうるトラブル …………………………………………………………………………… 88

［判例に学ぶ歯科訪問診療時の医療安全❶］誤嚥 ……………………………………………………………… 89

［判例に学ぶ歯科訪問診療時の医療安全❷］説明義務 ………………………………………………………… 90

［判例に学ぶ歯科訪問診療時の医療安全❸］投薬 ……………………………………………………………… 91

［判例に学ぶ歯科訪問診療時の医療安全❹］感染 ……………………………………………………………… 93

［判例に学ぶ歯科訪問診療時の医療安全❺］転医義務 ………………………………………………………… 94

［判例に学ぶ歯科訪問診療時の医療安全❻］救急医療 ………………………………………………………… 95

［判例に学ぶ歯科訪問診療時の医療安全❼］守秘義務 ………………………………………………………… 96

［判例に学ぶ歯科訪問診療時の医療安全❽］カルテ開示（診療録等の開示） …………………………… 97

3：歯科訪問診療にあたっての法的責任 ………………………………………………………………………… 98

4：係争や事件になったときの対応 ……………………………………………………………………………… 99

PART4　医療安全総論 　101

片山繁樹／宮本智行

1：「安全管理体制の整備」の変遷 ………………………………………………………………………………… 102

2：歯科医療と「安全管理体制の整備」 ………………………………………………………………………… 104

3：歯科診療所（無床診療所）における医療安全対策早見表 …………………………………………… 107

4：安全な医療を提供するためには …………………………………………………………………………… 108

5：安全・安心な歯科訪問診療に向けて—最近の研究より— ………………………………………… 109

6

contents

PART5 事例を活かす視点の重要性　111

浅野倉栄／片山繁樹／高田晴彦

1：ハインリッヒの法則 ……………………………………………………… 112

2：ヒヤリ・ハット報告書がトラブル防止につながる ……………………… 112

3：活用したい！ インシデントの発生・再発防止のための分析方法 ……… 116

PART6 医療事故調査制度について　117

片山繁樹／宮本智行

1：医療事故調査制度とは ……………………………………………………… 118

2：医療事故調査制度の対象事案とは ………………………………………… 118

3：医療事故調査の内容とは …………………………………………………… 119

4：現場の歯科医師や歯科衛生士の責任の追及について …………………… 119

5：医療事故調査の流れ ………………………………………………………… 120

6：医療事故調査制度の最近の動向 …………………………………………… 124

PART7 付録　125

高田晴彦／中島　丘／宮本智行

付録1：医療安全ポケットマニュアル ……………………………………… 126

付録2：歯科診療所での医療安全チェックシート ………………………… 130

付録3：経営面から考える"安全な"歯科訪問診療の提供 ………………… 134

索引　141

contents

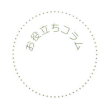

[お役立ちコラム01] 最適なジェルの使用で安全な口腔内のケアを ……………………… 27

[お役立ちコラム02] 摂食・嚥下機能の正確な評価は、高齢者の"食"のトラブルを防止する ………… 28

[お役立ちコラム03] 適切な受付・応対・接遇も安全対策の1つ ……………………… 45

[お役立ちコラム04] 普及が求められる「インプラントカード」 ……………………… 56

[お役立ちコラム05] 歯科訪問診療で歯科衛生士がしてはいけないこと ……………………… 57

[お役立ちコラム06] 患者さんにこんな兆候がみられたら脳卒中かも？ 各自が適切な対応を！ ………… 61

[お役立ちコラム07] 歯科訪問診療の所要人数は、最低でも3人が望ましい ……………………… 65

[お役立ちコラム08] 拒否の強い人ほど専門家の助けが必要 ……………………… 65

[お役立ちコラム09] 「誤嚥」と「誤飲」の違い ……………………… 67

[お役立ちコラム10] 歯科訪問診療時、きちんと手洗いしていますか？ ……………………… 70

[お役立ちコラム11] 夜間は、訪問を避ける ……………………… 75

[お役立ちコラム12] 歯科訪問診療で知っておきたい「労災」のこと ……………………… 77

[お役立ちコラム13] 認知症の方や独居の方には、1人で訪問しない ……………………… 79

[お役立ちコラム14] 高齢者の誤飲・誤食事故 ……………………… 83

[お役立ちコラム15] ビジュアルで示す報告書は、一部負担金のトラブル防止にも一役買う ………… 84

[お役立ちコラム16] いざというときのために！弁護士からみた「歯科医師会」入会のメリット ……… 100

[お役立ちコラム17] 活用したい歯科訪問診療ならではのヒヤリ・ハット報告書 ……………………… 112

PART1

診療室とはぜんぜん違う！
歯科訪問診療とは

浅野倉栄／高田晴彦

1 歯科訪問診療の対象者とは（高齢者の特徴）

高田晴彦

まず現状認識として、どんな方々が訪問診療を必要としているのか、筆者の開業している横浜市港北区を例にみてみます。2019（平成31）年の横浜市港北区の人口は351,448人で、そのうち65歳以上は68,762人、約20％を占めています（図1）。

歯科訪問診療の対象者の大部分は65歳以上の高齢者です。高齢者の多くは、老化にともなう生理的機能や免疫能の低下が下地にあり、それに加えて歯科疾患以外にも複数の疾病に罹患しています。歯科医院に通院できない理由が内科的疾患の場合、急性期を脱している状態であり、重症化しているほど、刻々と病気の容態（病態）は変化していると考えておかなければなりません。さらに高齢になるほど、うつ病や認知症などの精神的変化も現れ、その程度によっては診療内容が限定されてしまいます。

当院での患者さんを調べてみると、60歳を境に糖尿病を発症し、70歳では高血圧症をはじめとする循環器障害を発症、さらに80歳では認知症が加わっています（図2、3）。

また高齢者の栄養面にも目が離せません。こんなデータがあります。現在60歳以上の栄養状態は、低栄養20％（低栄養予備軍が10％、認知症5％、寝たきり5％）であり、健常な栄養状態にある人は60％、残り20％が過剰栄養・過剰栄養予備軍となっています。つまり5人に1人は低栄養なのです（図4）。

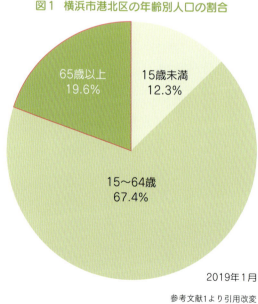

図1　横浜市港北区の年齢別人口の割合

2019年1月

参考文献1より引用改変

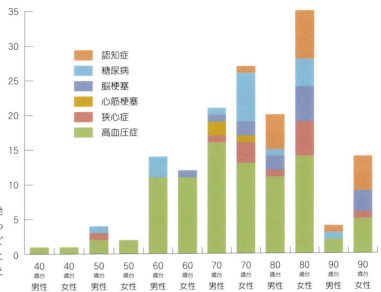

図2 高田歯科医院の40歳以上の患者さんが罹患した疾病の数

60歳を境に、糖尿病や高血圧症を発症し、80歳ではさらに認知症が加わる。入院加療し急性期を脱し早くもご自宅での生活が始まっている場合には、日々の体調は変わりやすいと考えたほうがよい。

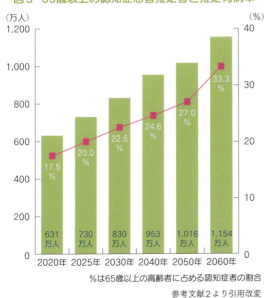

図3 65歳以上の認知症患者推定者と推定有病率
％は65歳以上の高齢者に占める認知症者の割合
参考文献2より引用改変

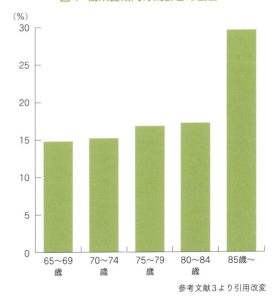

図4 低栄養傾向の高齢者の割合
参考文献3より引用改変

PART1 診療室とはぜんぜん違う！歯科訪問診療とは　11

2 高齢者の生活環境とは

高田晴彦

　次に横浜市港北区の高齢者の生活環境をみてみると、独居または老夫婦のみの世帯が多いことです（図5）。横浜市のデータでは、年々高齢者の独居世帯、高齢者を含む核家族世帯が増加傾向を示しているのに対し、その他の世帯は減少しています（図6）。高齢者だけの家庭では、ただでさえ日常生活に不便さを感じるでしょう。これが老老介護だったり、さらに認知症にかかっていたりすると、口腔のケアの指導や栄養指導どころではないと思わざるをえません。

　結果、このような全身状態・環境のもとで生活している高齢者が、口腔内の健康を維持し続けるには、歯科的問題の急発による不定期な往診では、らちがあかないということです。あらかじめ定めた診療計画に沿った、定期的そして何よりも継続的な診療と口腔内のケア、そして療養上の指導が必要になってくるのです。地域包括ケアシステムで謳われているように、高齢者が住み慣れた地域で生活し、歯とお口の健康を維持するには歯科だけでは対応しきれないのです。医療に始まり、生活支援、介護予防など多方面にわたる多職種との連携が不可欠になります（図7）。

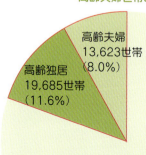

図5　横浜市港北区の高齢独居世帯、高齢夫婦世帯の割合

総世帯：169,387
2018年9月

参考文献1より引用改変

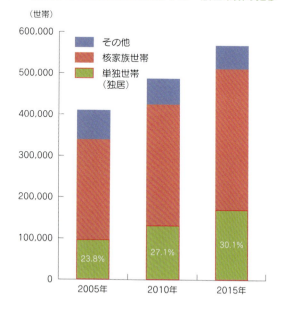

図6　横浜市の65歳以上世帯員がいる一般世帯数の推移

参考文献1より引用改変

図7　歯科訪問診療は多職種連携が前提

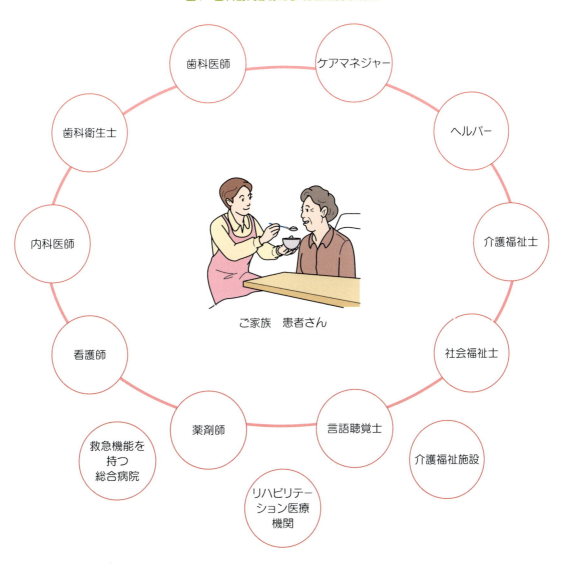

3 歯科訪問診療では、多職種連携は不可欠

高田晴彦

　多職種でサポートをする患者さんは、「生活」をしています。つまり歯科訪問診療は、患者さんの生活に組み込まれることになるわけです。1日の生活の流れ、あるいは1週間の予定、病気の有無による生活行動の制約、食事の制限、関わる職種などを把握する必要があります。たとえば歯科治療で投薬が必要なとき、他科で処方された薬との併用禁忌がないか、時間どおりに指示された飲み方（食前、食間、食後）ができるか、胃ろうの場合はどう処方するのかなど、患者さんの生活がわからなければ徒労に終わるばかりか、事故をも起こしかねません。

　実際の歯科訪問診療の内容をみてみると、75歳以上になるとう蝕治療、歯周治療、義歯関連処置など通常診療室で行うのと同様の治療に加え、介護対応が加わってきます（図8）。

　また2015（平成27）年2月では、歯科訪問診療の依頼は内科がもっとも多く、次いでケアマネジャー、個人、施設の順になっています（図9）。いずれの場合も立場は違っても患者さん情報を、患者さんと関わる人々に発信し、情報を共有し、今できる最善策を模索することが求められるのです。

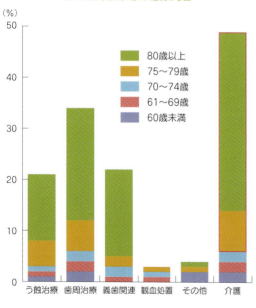

図8　高田歯科医院における歯科訪問診療での治療内容

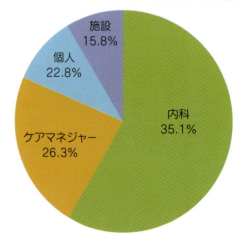

図9　高田歯科医院への歯科訪問診療の依頼者

4　多職種連携を円滑に行うための工夫

高田晴彦

　歯科診療室や病院の外来で長年診療しているかかりつけ歯科医は、患者さんの現在、そして過去の病態をはじめ、行われた医療、さらに生活や家族史、家族環境をも把握しています。このような理由から、本来歯科訪問診療は、かかりつけ歯科医が担当するのが望ましいです。

　しかし実際には、歯科訪問診療を行う歯科医師と患者さんとの出会いが初対面であることは多いです。そのために患者さんの周辺情報の収集が必要となります。したがって多職種と情報共有が不可欠です。

　幸いなことに現在では、多職種と情報共有できるシステムが確立しており、また、多職種とのミーティングを運営することでこれらを解決できます。さらにビジュアルで示す報告書が、より効率的な連携に役立っています(図10)。診療室で記録として口腔内写真やエックス線写真撮影を行うのと同じく、歯科訪問診療でも口腔内写真撮影を行います。まさしく「百聞は一見にしかず」の媒体です。

　このように歯科訪問診療は、患者さんおよびご家族の目線で、多職種との連携を強化することがポイントであると言えます。

図10　患者さんや多職種への情報としてビジュアルで示す「歯科訪問診療報告書」などを提供する

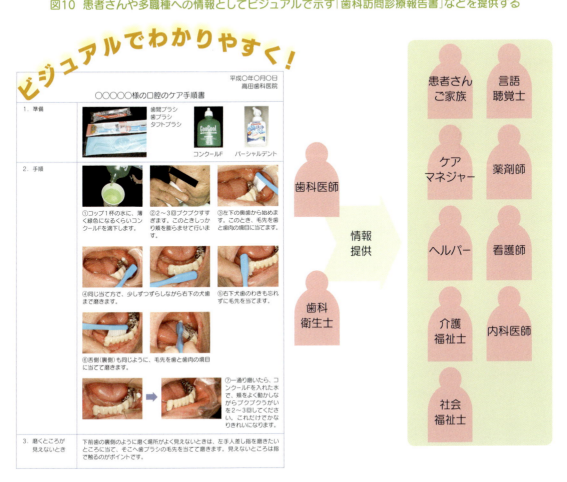

PART1　診療室とはぜんぜん違う！　歯科訪問診療とは　15

5 Q&Aで理解する 歯科訪問診療の安全対策 基本ノウハウ

高田晴彦

Q1 在宅での歯科診療は、どこまで対応するのか？

A1

　求められる治療内容は、診療室で行う治療と変わりはありません。ただ、日常の口腔内のケアを持続させるための介護対応部分を占める割合が増えることが特徴といえます（14ページ図8）。

　また、内科的疾患が理由で在宅の場合、前述したように急性期を脱しているだけの不安定な病態であるため、原則恒常性の破綻を来すような観血処置、麻酔下での処置は控えたほうがよいと思います。処置が必要な場合は、自医院に搬送して行うか、全身管理が必要な場合には、口腔外科のある病院に紹介し、処置を依頼します。このためにも病診連携の体制を整えておくとよいでしょう。

Q2 後方支援がないと、在宅での歯科診療はできないのか？

A2

　在宅歯科診療を受けている患者さんに全身管理下での外科処置が必要になった場合、開業している地域の地域支援病院に処置を依頼します。連携をスムーズに行うためには、歯科訪問診療を担当している地域周辺の地域支援病院・地域連携室に連絡し、協力医として登録しておきます（図11）。さらに、日ごろより地域支援病院での勉強会等に出席し交流を深め、face to faceの関係を築いておきます。そうすることで病態の照会や患者さん紹介などが必要な場合も、メールや電話などで容易にできるようになります。緊急時には、心強い後方支援の存在が何よりです。

　患者さんが多職種のサポートを受けている場合、そのサービスを調整、計画立案する担当ケアマネジャーより情報を得ます。居宅サービス計画書に1週間、1ヵ月のサービスに関わる担当者、スケジュールが記載されていますので、必要に応じて連絡、協力を要請します（図12）。

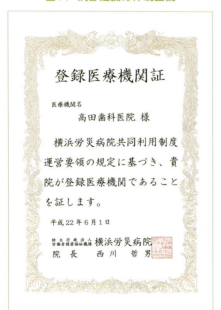

図11　病診連携の体制整備

図12　居宅サービス計画書から患者さんに関わる多職種の情報を得るのも1つ

第２表

作成年月日　平成28年09月0/日

居宅サービス計画書（２）

利用者名 [redacted] 様　被保険者番号 [redacted]　認定の有効期間　平成28年09月01日　～　平成30年08月31日

居宅サービス計画作成者：[redacted]　居宅サービス計画作成日：　平成28年09月01日　初回居宅サービス計画作成日：　平成17年03月26日

生活全般の解決すべき課題（ニーズ）	援助目標		援助内容				
	長期目標・期間	短期目標・期間	サービス内容	サービス種別※1	サービス事業所	頻度	期間
疾患管理 定期的に診察、看護、リハを利用し自宅で過ごしたい。	在宅医療を受け自宅で過ごせる。 平成28年09月01日～ 平成30年08月31日	療養相談ができる。 平成28年09月01日～ 平成29年08月31日	訪問診療、訪問看護、専門医受診、訪問歯科、体調健康相談、ﾘﾊﾋﾞﾘﾃｰｼｮﾝ、口腔ケア 通院介助移送ｻｰﾋﾞｽ、ストマ管理、皮膚の状態管理、処置。床ずれ防止マット、介護ベッド・テーブル、嚥下のよい食事の用意と介助	医療機関 ○訪問看護 ○訪問介護/障害H ○用具貸与 ｲﾝﾌｫｰﾏﾙ	[redacted]ﾒﾃﾞｨｶﾙｸﾘﾆｯｸ [redacted]労災HP 高田歯科 [redacted]医師会訪看 [redacted]訪看 [redacted]ｹｱｾﾝﾀｰ[redacted] [redacted]福祉[redacted] [redacted]神奈川 [redacted]リハデザイン 娘：夫	毎月 随時 毎月 3/週 1/週 2/週 適宜 毎月 毎日	平成28年09月01日～平成29年08月31日
ＡＤＬ（日常生活動作） ストマの管理と介助が必要。	ストマの管理：介助が受けられる。 平成28年09月01日～ 平成30年08月31日	ストマの管理：介助が受けられる。 平成28年09月01日～ 平成29年08月31日	ストマ管理介助、排泄介助の補助・体位交換・ストレッチ、褥創予防処置、褥創予防マット ※身体保持・排泄の介助に身体状況を考え看護師・介護士又は家族での2人での対応が必要。 ※訪問看護の長時間対応が必要	○訪問看護 ｲﾝﾌｫｰﾏﾙ ○訪問介護/障害H ○用具貸与	[redacted]医師会訪看 娘：夫 [redacted]ｹｱｾﾝﾀｰ[redacted] [redacted]神奈川 [redacted]リハデザイン	3/週 適宜 ２/週 毎月	平成28年09月01日～平成29年08月31日
ＡＤＬ（日常生活動作） 気持ちよく入浴したい。	清潔な状態で気持ちよく過ごせる。 平成28年09月01日～ 平成30年08月31日	3/w適切な介助のもと入浴できる。 平成28年09月01日～ 平成29年08月31日	入浴介助と補助（浴槽内・外での身体保持、洗身、移動介助、着替え介助、保湿剤、軟膏の全身塗布、専門的な配慮を持って行う浴槽・風呂場の掃除（感染予防）※身体保持・入浴の介助に身体状況を考え看護師・介護士又は家族での2人介助とリフトが必要。※訪問看護の長時間対応が必要。介護ベッド・車椅子	○訪問看護 ○訪問介護/障害H ｲﾝﾌｫｰﾏﾙ ○用具貸与	[redacted]医師会訪看 [redacted]ｹｱｾﾝﾀｰ[redacted] 娘：夫 [redacted]神奈川 [redacted]リハデザイン	3/週 2/週 適宜 毎月	平成28年09月01日～平成29年08月31日

Q3 どのようにして多職種と情報共有をするのか？

A3

患者さんに関わる多職種に協力を得たい場合は、歯科訪問診療の診査内容、診断、治療目的、処置計画、予後等を含めた情報を提供します。わかりやすく提示するには、第一にビジュアルで問題点を明確にし、第二に情報を交換しやすい状況を構築することです。報告書は郵送またはメールで送りますが、人数が多い場合はクラウドを設定することで、より簡便に情報の交換が可能となります（図13、14）。

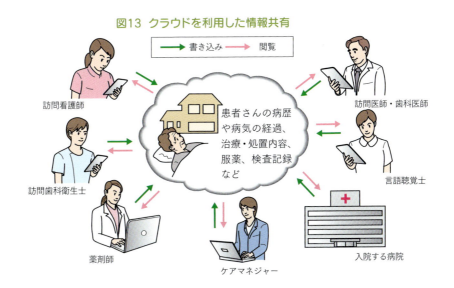

図13　クラウドを利用した情報共有

図14 患者さんや多職種に提供する「歯科訪問診療報告書」の例

（1ページ目）

歯科訪問診療報告書　その1

〇〇〇〇歯科医院

報告先　〇〇の郷
担当医　〇〇先生

このたびは〇〇〇〇様をご紹介いただき、ありがとうございました。
以下のとおりご報告いたします。

訪問診療記録　〇〇年〇月〇日

患者氏名：〇〇〇〇様　　　　生年月日　大正〇年〇月〇日生（〇歳）

1．口腔状況

①口腔機能障害
嚥下障害：□なし　■あり（　　　　　　　　　　　　）
咀嚼障害：□なし　■あり（　　　　　　　　　　　　）

②歯の状況
歯の有無：□なし　■あり

```
 7 6 5 4 3   1 │ 1 2         6 7
 7 6 5 4 3 2 1 │ 1 2 3 4 5 6 7
```

③義歯
義歯の有無：■なし　□あり（□上顎　□下顎）
義歯の問題：□なし　□あり

④その他
□なし　■あり（歯肉の炎症・歯の動揺・□内炎・□腔乾燥・□腔粘膜疾患など）

⑤清掃状況
歯：□良　■不良　　　　　　義歯：□良　□不良
□腔粘膜：□良　■不良　　　□臭：□なし　■あり

⑥口腔清掃の自立度
うがい：□自立　□一部介助　□全介助
歯磨き：□自立　□一部介助　□全介助　□歯がない
義歯着脱：□自立　□一部介助　□全介助　□義歯なし
義歯清掃：□自立　□一部介助　□全介助　□義歯なし

⑦口腔に影響を及ぼす薬剤
□なし　□あり

現在または将来発生の可能性が高い口腔問題
■咀嚼困難　■□腔の痛み　■誤嚥性肺炎　■う蝕の多発　□義歯の不適合
■口腔粘膜疾患　■□臭
■その他（病巣感染による全身への影響）

18　困ったぞ！ こうなりたくない！ トラブル事例に学ぶ歯科訪問診療

（2ページ目）

2. 治療予定

●残存歯のうち、

7 6 5 4	1 2　　6 7
7 6 5 4 3 2	1 2　4　6 7

が残根状態です。残根の清掃が不十分なとき、病巣感染を起こし、心臓等への負担が高まります。

（本日の患者さんのバイタルサインは、126/68mmHg、脈拍70回/分、$SpO_2$99でした）

①レントゲン診査

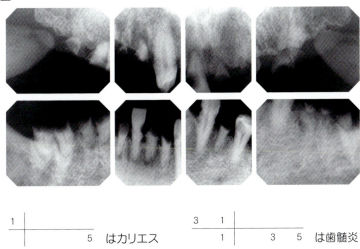

1		3　1	
5　はカリエス		1　　3　　5	は歯髄炎

②口腔のケア　コンクールジェルを用い、機械的に口腔内のケアを行いました。

③治療計画（抜歯）

残根状態の以下の歯は、
抜歯が適応となります。

7 6 5 4	1 2　　6 7
7 6 5 4 3 2	1 2　4　6 7

1	
3　5	は歯髄炎になっているので、根の治療をした後に冠をかぶせます。

欠損部は、通常であれば義歯を作成しますが、認知状態により受け入れられない場合があります。日ごろの状態で必要があると思われるときは、お教えください。

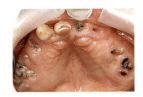 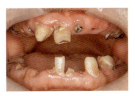 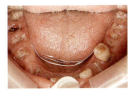

Q4 歯科訪問診療では、どのような治療を優先すべきか？

A4

歯科治療が必要と思われたときには、
❶内科的疾患の有無
❷病態――回復期、維持期、緩和期
❸認知症の程度
を把握することが大切です。そのときの患者さんの病態により、できることとできないことを見きわめるのです。安請けあいは事故のもとになるだけでなく、患者さんに期待外れの失望感を与えることになります。

❶内科的疾患

内科的疾患がない場合は、ふだん診療室で行っている治療を、許すかぎり訪問先で行います。

内科的疾患がある場合で観血処置が必要なときは、病態の不安定さを考慮してまずは口腔内のケア、貼薬、抗菌剤、鎮痛剤の処方による消炎を行います。その後、医科主治医に現在の病態を照会したうえで治療計画を立てます。ただし糖尿病患者さんで、歯痛や歯肉の痛み、義歯の接触痛などで食事ができず低血糖を起こす危険がある場合は、応急処置を即日行います。

❷病態

急性期を脱し、今は回復期なのか、維持期なのか、緩和期なのか、認知症はどの程度なのか確認します。

歯科的対応を、診療、リハビリテーション、ケアに分けて考えると、病態が回復期の場合は、積極的に診療を行い、維持期の場合は可能なかぎり診療、リハビリテーション、ケアを行います（維持期ではほとんどが在宅になっている場合が多い）。緩和期になると診療やリハビリテーションは難しくなり、ケアが主体になってきます（図15）。

❸認知症

認知症の程度により対応は異なります（表1）[5]。

図15 病態で考える歯科的対応

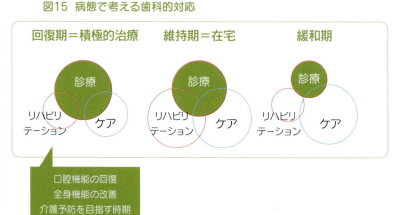

参考文献4より引用

表1 アルツハイマー型認知症（AD）の病期分類（FAST）に対応した口腔機能などの変遷とその対応

FAST stage	臨床診断	FASTにおける特徴	口腔のケア（セルフケア）	口腔機能（摂食・嚥下機能）	口腔のケア（支援・介助）
1.認知機能の障害なし	正常	●主観的および客観的機能低下は認められない	●正常	●正常	●健常者と同じ対応
2.非常に軽度の認知機能低下	年齢相応	●物の置き忘れを訴える●喚語困難			
3.軽度の認知機能低下	境界状態	●熟練を要する仕事の場面では機能低下が同僚によって認められる●新しい場に旅行することは困難	●従来のブラッシング法は保持されるものの、口腔清掃にむらが生じる●新たな清掃器具、手技などの指導の受け入れが困難となるケースがある		●認知症との診断がされていないケースが多く、口腔清掃の低下を契機に認知症と診断される可能性がある時期である
4.中等度の認知機能低下	軽度のAD	●夕食に客を招く段取りをつけたり、家計を管理したり、買い物をしたりする程度の仕事でも支障を来す	●従来のブラッシング法は何とか保持されるものの、口腔清掃状況に低下を認める●新たな清掃器具、手技などの指導の受け入れは極めて困難となる		●複雑な指導の受け入れが困難となるため、単純な指導を適宜行うことにより口腔清掃の自立を促すことが必要となる●一部介助も必要となる時期であるが、介助の受け入れは自尊心が障害となり困難な場合が多い
5.やや高度の認知機能低下	中等度のAD	●介助なしでは適切な洋服を選んで着ることができない●入浴させるとき、なだめるなどの説得の必要性が出現する	●自らのブラッシング行為は遂行困難となる	●認知機能の低下により、先行期に障害を求めるケースがある●食事摂取に偏りが出現し、自己の嗜好性に合った品目のみの摂取などを認めることがある	●口腔清掃を促すことにより口腔清掃の自立は困難ながら保持できるが、介助は導入に配慮が必要で、不適切な導入は介助拒否となることもある●対象者の食事への嗜好性に配慮した食事提供が必要となる
6.高度の認知機能低下	やや高度のAD	●不適切な着衣●入浴に介助を要する●入浴を嫌がる●トイレの水を流せなくなる●尿、便失禁	●セルフケアによる清潔行為が困難となるためブラッシングなども行わなくなるが、歯ブラシなどを提示するとブラッシング行為は行うことがある●清掃行為としての認識は低下	●先行期障害が顕著●食具の使用が限られる●摂食・嚥下機能は保持されているが、一口量、ペーシングが不良となりそれが原因でむせ、食べこぼしなどが出現する	●口腔清掃は一部介助が必要となり全介助のケースもあるが、対象者の不快感を極力軽減する配慮が必要となる●使用可能な食具を選択しその際、一口量が過剰にならない配慮が必要となる●食事の配膳などにも配慮が必要となり、ケースによっては一品ごとに提供することも効果的である
7.非常に高度の認知機能低下	高度のAD	●言語機能の低下●理解しうる語彙は限られた単語となる●歩行能力、着座能力、笑う能力の喪失●昏迷および昏睡	●セルフケアが顕著に困難となる	●食具の使用が困難となる●多くの場合嚥下反射の遅延が認められるものの、咀嚼機能、嚥下機能は保持されている●姿勢の保持が困難となり、そのために摂食・嚥下障害が出現する●廃用症候により摂食・嚥下障害の出現も認められる	●口腔清掃は全介助となり、口腔内感覚の惹起を目的に食事提供前の口腔ケアも効果的なケースもある●食事環境（配膳、食形態、姿勢など）の整備に配慮が必要となり、食事も一部介助から全介助となるケース、さらには経口摂取が困難となり経管栄養などの方法も必要となる

参考文献5より引用

Q5 訪問する時間帯は、何時でもよいのか？

患者さんの1日の生活リズムを、担当のケアマネジャーやキーパーソンである家族から聞いておきます。昼寝を含め就寝する時間帯、食事の時間帯、内科往診、訪問看護、ほかの居宅サービスの訪問の時間帯を把握し、訪問がバッティングしないようにします。担当ケアマネジャーをとおして患者さんの1日、1週間、1ヵ月の生活スケジュールを把握し、特に1日の過ごし方を聞いておくことが大切です。夕方訪問しようとすると、食事の時間だったり、すでにうつらうつら就寝前だったりします。また夕方ではケアマネジャーやヘルパーが不在となってしまいます。特に患者さんが独居の場合、いくらビジュアルな報告書で情報提供したとしても、服薬や処置後の注意等をしっかりとお伝えできなかったり、金銭授受の際にも誤解が生じやすくなります。できるかぎりヘルパーやケアマネジャーが同席できる時間帯に訪問します。

Q⑥ 初回の患者さん対応時、まずはどんな点に注意すべきか？

A⑥

❶健康状態、病態を確認する

歯科訪問診療にかぎらず、高齢者の歯科治療では、「いつもと変わりないか」「食欲があるか」「よく眠れたか」など、最低限の健康状態の確認が必要です。また、言葉でのやり取りができない認知症の高齢者であれば、「不穏な状態」「絶えず体の一部をさすっている」など、様子の観察も重要なポイントです。

脱水症や低栄養状態が疑われるときや、慢性疾患が悪化している可能性があると思われるときは、早めに医科主治医の判断を仰ぎます。

❷初回訪問前に、患者さんの情報をできるだけ得ておく

得られる情報をまとめ、一目で確認できるようにしておきます（図16）。

図16 歯科訪問診療問診票

❶既往歴、現病歴
通院できない理由が内科的疾患であれば、恒常性を破綻させてしまう歯科治療は何か、知っておくことが必要です。

❷入院経験
入院経験は、入院したときの病名、入院時期、手術、輸血の有無を聞きます。たとえば発症3ヵ月以内の心筋梗塞では、歯科治療が禁忌とされています。このように、病気の発症時期によって歯科治療を控えなければならないこともあるからです。

❸主治医
歯科治療が可能か、治療にあたって制約があるかを判断するために、病態を問い合わせます。

❹ケアマネジャー
ケアマネジャー（介護支援専門員）は、要介護者や要支援者のためにさまざまな介護サービスプランを作成し、給付管理まで行う在宅介護支援の中心的存在です。患者さんの生活環境を含む詳細な情報を聞き出すことができます。

❺介護状況
介護度、認知症の程度によっては治療に協力が得られない場合もあり、病院歯科での治療を依頼することもあります。

❻服薬情報
薬手帳から服薬状況を得ます。飲み合わせや観血処置の場合に薬のコントロールが必要か否かを判断します。

	歯科訪問診療　問診票　20　年　月　日	(1/2)
ふりがな 氏名	様	
生年月日	大・昭・平　　　年　　月　　日生　（　　歳）　男・女	
ご住所	〒	
連絡先	電話：	
❶→ 過去にかかった、または現在かかっている病気	□ 心臓や血管の病気　□ 高血圧症　□ 不整脈　□ 狭心症　□ 心筋梗塞 　　　　　　　　　　　□ 心不全　□ 脳血管系疾患　□ 脳梗塞　□ 脳出血 　　　　　　　　　　　□ その他（　　　　　　　　　　　　　） □ 血液の病気　　　　□ 白血病　□ 血小板減少症 □ 肝臓や膵臓の病気　□ 肝硬変　□ 肝炎　□ 糖尿病 □ 呼吸器の病気　　　□ 気管支喘息　□ 肺炎 □ 消化器の病気　　　□ 消化管癌　□ 胃潰瘍　□ 十二指腸潰瘍 □ 泌尿器の病気　　　□ 腎不全 □ その他　　　　　　□ 甲状腺機能亢進症　□ 橋本病 　　　　　　　　　　□ アレルギー体質　□ パーキンソン病 　　　　　　　　　　□ 過換気症候群　□ 迷走神経反射 　　　　　　　　　　□ その他（　　　　　　　　　　　　　）	
❷→ 入院経験	□ ない □ ある(病名：　　　　　　　　　) 入院期間(　　年　　月〜　　年　　月) □ 手術した　　□ 輸血した	
❸→ 主治医	連絡先：	
❹→ ケアマネ	連絡先：	
❺→ 介護状況	□ 要介護度(自立・要支援1・2・要介護1・2・3・4・5) □ 認知症　　　　　　□ 寝たきり □ 食事形態(常食・軟化食・きざみ・ペースト・経管・その他　　　　)	
❻→ 服薬情報	□ 服薬していない □ 服薬している　　　□ 血圧降下剤　□ 血圧上昇剤　□ ステロイドホルモン 　　　　　　　　　　□ 抗生物質　　□ 精神安定剤　□ ビタミン剤 　　　　　　　　　　□ 痛み止め　　□ 胃腸薬　　　□ 骨粗しょう症治療薬 　　　　　　　　　　□ 抗凝固剤　　□ 抗血小板剤 　　　　　　　　　　□ その他(　　　　　　　　　　　)	
特定高齢者判定項目	□ 6ヵ月で2〜3kg以上の体重減少(BMI値が18.5未満) □ 血清アルブミン値が3.8g／dL以下 □ 半年前に比べ固いものが食べにくくなった □ お茶や汁物等でむせることがある □ 口の渇きが気になる □ 腔内の衛生状態不良 □ 反復唾液嚥下テストが3回未満	

困ったぞ！ こうなりたくない！ トラブル事例に学ぶ歯科訪問診療

❸病態がわからないものの観血処置が必要な場合は、口腔のケア、鎮痛剤投薬で対応する

　病態の把握ができていないにも関わらず初回時に観血処置が必要な場合には、何もしないわけにはいきませんので、口腔のケア（口腔衛生管理）、鎮痛剤投薬での対応となります。そして医科主治医と早急に情報の交換をして対応します。例外としてインスリン注射をしている糖尿病患者さんの場合、食事ができないと低血糖を起こすことが考えられるので、咀嚼の確保を直ちに行います。

❹報告書を作成し多職種に情報提供する

　処置後は、①口腔内の現況、②全身状態・認知状態による歯科治療の制約、③ケアおよびリハビリ方法、④全身管理が必要な場合、地域支援病院口腔外科で行う処置などをビジュアルで示した歯科訪問診療報告書を作成し、患者さん家族をはじめ、医療や介護のサポートをしている多職種に送付します。相互の調整を行ったうえで治療計画を決定します。このことにより歯科だけで支えきれないことなどが明確になり、多職種の協力を得ることができます。

(2/2)

今日の体調	血圧（　　／　　　mmHg）　脈拍（　　　）　□ 徐脈　　　□ 頻脈
	①うつらうつらせず意識がしっかりしていますか
	②問いかけに答えていますか
	③食事はいつものようにいつもと変わらぬ量を摂っていますか
	④睡眠は十分に取れていますか
	⑤手足にむくみがありませんか

口腔内の問題点

1.どんな状態ですか？

どうなさいましたか？	□ むし歯がある　　　　□ 痛みはない　　　　□ 痛みがある
	□ 歯ぐきがおかしい　　□ 歯ぐきから血が出る　□ 歯ぐきがはれて痛い
	□ 親知らずが痛い　　　□ あごの関節が痛い
	□ つめたもの・かぶせたもの・さし歯が取れた
	□ 入れ歯の具合が悪い（こわれた、痛い、作りたい）
	□ 歯の抜けたところを治したい　　□ 歯並びを治したい
	□ 歯石を取ってほしい　　　　　　□ 定期健診をしてほしい
	□ その他（　　　　　　　　　　　　　　　　　　　　　　）
それはどこですか？	右上奥歯　　｜　上前歯　｜　左上奥歯 右下奥歯　　｜　下前歯　｜　左下奥歯
それはいつごろからですか？	（　　日前）（　　ヵ月前） その他（　　　　　　　　　　　　）

2.歯の治療についてのご希望や、歯科医師に伝えたいことがありましたらお書きください。

記入者名　_____

高田歯科医院

Q7 在宅でのエックス線写真撮影では、どんな注意をすべきか？

歯科診療所で日常的に行われているエックス線写真撮影ですが、在宅で行う際は、その現場特有の安全性に配慮した撮影が行われなければなりません。1998(平成10)年6月30日付で厚生省医薬安全局安全対策課より指針(医薬安発第69号の2)が出ていますので紹介します(図17)。

図17 在宅医療におけるエックス線撮影装置の安全な使用に関する指針

一．指針の目的

　高齢化社会の進行とともに、在宅で医療を受ける患者も増えてきている。在宅の患者に対して良質な在宅医療を提供するためには、エックス線検査は欠かせないものである。
　このため、在宅医療におけるエックス線撮影を放射線防護の観点から安全に実施する上で考慮すべき点に関して、専門家による検討を行い、在宅医療におけるエックス線撮影の在り方について、以下の通り、その基準をまとめたので活用されたい。

二．在宅医療におけるエックス線撮影の適用

（一）対象患者
　適切な診療を行うためにエックス線撮影が必要であると医師(歯科医師を含む。以下同様)が認めた場合(エックス線診療室における撮影の方が、撮影から得られる情報の質の面、また、安全性の面からも望ましいことに留意すること。)

（二）撮影の部位
　適切な診療を行うために、必要であると医師が認めた部位。

（三）撮影方法
　エックス線撮影のみとし、透視は行わないこと。

三．在宅医療におけるエックス線撮影時の防護

（一）エックス線撮影に関する説明
　エックス線撮影を行う際には、患者、家族及び介助者に対し、個々のエックス線撮影状況に応じて、以下の内容について、分かりやすく説明を行う必要がある。
　ア．臨床上の判断から居宅におけるエックス線撮影が必要であること。
　イ．放射線防護と安全に十分に配慮がなされていること。
　ウ．また、安全確保のため、医師又は診療放射線技師の指示に従うべきこと。

（二）エックス線撮影時の防護
①医療事業者の防護
　ア．エックス線撮影装置を直接操作する医師又は診療放射線技師は、放射線診療従事者として登録し、個人被ばく線量計を着用すること。
　イ．医療従事者が頻繁に患者の撮影時に身体を支える場合には、放射線診療従事者として登録し、個人被ばく線量計を着用すること。
　ウ．操作者は0.25mm鉛当量以上の防護衣を着用する等、防護に配慮すること。
　エ．操作者は、介助する医療従事者がエックス線撮影時に、患者の身体を支える場合には、0.25mm鉛当量以上の防護衣・防護手袋を着用させること。
　オ．エックス線撮影に必要な医療従事者以外は、エックス線管容器及び患者から2m以上離れて、エックス線撮影が終了するまで待機すること。また、2m以上離れることができない場合には、防護衣(0.25mm鉛当量以上)等で、防護措置を講ずること。

②家族・介助者及び公衆の防護
　ア．患者の家族、介助者及び訪問者は、エックス線管容器及び患者から2m以上離れて、エックス線撮影が終了するまで待機させること。特に、子供及び妊婦は2m以上の距離のある場所に移動すること。また、2m以上離れることができない場合には、防護衣(0.25mm鉛当量以上)等で、防護措置を講ずること。
　イ．患者の家族及び介助者がエックス線撮影時に患者の身体を支える場合には、0.25mm鉛当量以上の防護衣・防護手袋を着用させること。

③歯科口内法エックス線撮影における防護
　歯科用エックス線装置を用いる歯科口内法エックス線撮影における防護は、基本的に一般エックス線撮影時の防護と同様に行えばよい。なお、歯科口内法エックス線撮影については、医科領域における一般エックス線撮影と比較して、照射方向が多様となるなどの特殊性がある。また、在宅医療における歯科口内法エックス線撮影は、患者によってはフィルムの保持が困難な場合も想定される。このような歯科口内法エックス線撮影の特殊性に鑑みて、上記①、②の防護策に加えて、以下の点に留意する必要がある。
　ア．照射方向の設定に十分に留意し、確認すること。
　イ．照射筒を皮膚面から離さないようにし、照射野の直径は8cmを超えないこと。
　ウ．原則として、フィルム保持と照射方向を支持する補助具(インジケータ)を使用すること。

（三）エックス線撮影装置の保守・管理
　エックス線撮影装置の保守・管理や器材の選択は、被ばくの低減のみならず、良質のエックス線写真を得るためにも重要であるので、定期的にエックス線撮影装置の安全や性能が維持できているかの点検を行うことが望ましい。また、診療に適したスクリーン、フィルム、イメージングプレート等を選択し、適正な撮影及び現像処理が行われるように注意すること。

Q8 要介護者の義歯製作時、どんな点を考慮すべきか？

A8

義歯製作にあたっては、義歯の大きさは特に注意を要します。欠損歯数が少ないほど、義歯を誤飲するリスクが高くなります。今後保存が難しくなりそうな歯がある場合の増歯または修理等を容易にするため、あらかじめこれらを含んだ設計にしておきます。こうすることで、義歯の誤飲予防と修理の容易さが得られます。

患者：86歳／男性／要介護3
傷病名：認知症
主訴：歯が折れてしまったため食べられない

服用薬：ベネット®（リセドロン酸ナトリウム水和物）、マグミット®（酸化マグネシウム）、ロゼレム®（ラメルテオン）
訪問先：グループホーム

治療前

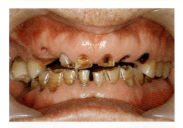
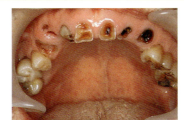
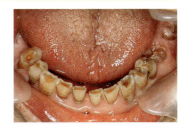

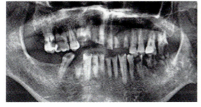

う蝕に加え咬合力が強いため、歯冠破折した歯が多い。処置として、残根や歯肉縁下にう蝕がおよぶ歯を抜歯。咀嚼感覚や噛むことの脳への影響を考え、極力残せる歯を残すこととした。ただし、歯冠歯根比の悪い歯は義歯の支持として利用し、咬合圧の分散、リジットな義歯の維持安定を求めた。

治療後

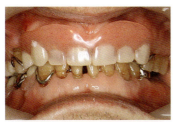
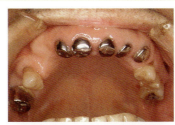
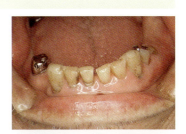
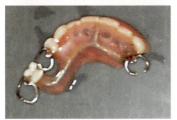
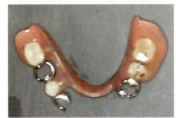
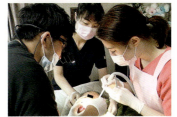

Q9 口腔内のケア時に誤嚥させないために、どんな工夫ができるか？

A9

　要介護4や5の患者さんの場合、日常生活のほとんどが全介助になることが多く、口腔機能も低下しています。それにともない乾燥した痰や唾液が口腔内に付着していることがあり、それらを誤嚥しやすかったりします。しかしそのまま除去しようとすると軟組織を損傷してしまいます。また、ジェルや水分を含ませたブラシでふやかして除去する方法では、誤嚥のリスクが高いです。ましてシリンジで水を吹きかけて洗い流すなどはできません。そこで「お口を洗うジェル」(日本歯科薬品)など、水を使用しない口腔清掃用ジェルを用いて、流動性のある水が咽頭部に流れないようにします。

　まずはジェルを塗布し、ブラッシングしながらそのジェルごと吸い取ります。そうすることで口腔内を潤わせ、口腔内汚染物をふやかして除去させやすくします。その都度吸い取ることで、誤嚥を防ぐことができます。万が一ジェルが残ったとしても、乾燥して歯肉にこびりついて残ることはありません。

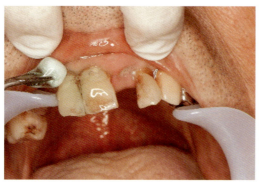

❶乾燥した唾液や痰の除去、歯のブラッシングをする前に、「お口を洗うジェル」を当該部位に塗布する。

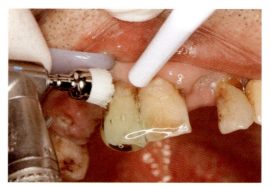

❷ブラシ等でケアをしながら、食物残渣やプラークなどとともにジェルを吸引する。万一ジェルが残ったとしても、乾燥して歯肉にこびり付くことがないのが特徴。

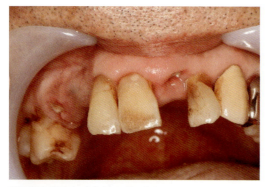

❸粘膜を痛めることなくケアができる。

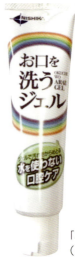

「お口を洗うジェル」
(日本歯科薬品)

お役立ちコラム 1
最適なジェルの使用で安全な口腔内のケアを

浅野倉栄

　口腔内のケア（口腔衛生管理）は、プラークだけでなく痂皮や剥離上皮なども含めて汚れを除去し、誤嚥性肺炎の発症予防を目的としています。診療室での通常の専門的な口腔清掃は、超音波スケーラーやコントラアングルを使用したブラシなどを用いて、注水下で行われることが多いです。しかし訪問の現場で出会う患者さんは、口腔機能の低下により口腔内に水分を溜めておくことが難しく、呼吸も安定しないため、口腔清掃中にも誤嚥してしまうリスクがあります。そこで粘性のあるジェルを用いて、安心で安全なケアを提供しましょう。

　ケアおよび口腔乾燥症に使用できるジェルは各社から販売されていますが、粘性などが異なるため、使用目的にあった製品を選ぶことをお勧めします。今回、以下5種において粘性を比較しましたが、このほか、味や色味、吸引のしやすさなども異なるため、日常のケアに最適なジェルを使用しましょう。

市販されているジェルの粘性

ティースプーンにそれぞれの商品をすり切り1杯取り、1分後のタレ落ち具合を比較したもの。もっとも流れのよかったのは「ビバ・ジェルエット」で、次に「お口を洗うジェル」。対して「オーラルプラス®うるおいキープ」「バイオティーン®」はほぼ流れることなくとどまり、「おくちしっとりジェル」は玉状に分離した。

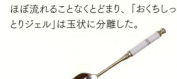

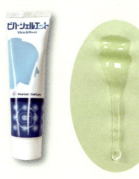

ビバ・ジェルエット
（東京技研）
120g、定価1,800円

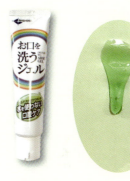

お口を洗うジェル
（日本歯科薬品）
80g、定価1,500円

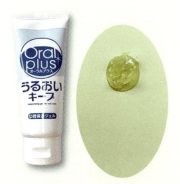

オーラルプラス®うるおいキープ
（和光堂）
60g、定価950円

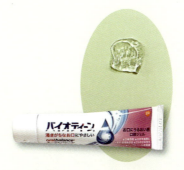

バイオティーン®オーラルバランス®ジェル
（グラクソ・スミスクライン・コンシューマー・ヘルスケア・ジャパン）
42g、定価1,500円

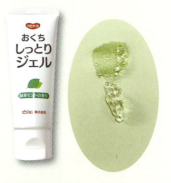

おくちしっとりジェル
（ピジョン）
60g、定価950円

（定価は2019年3月現在）

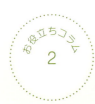

お役立ちコラム 2
摂食・嚥下機能の正確な評価は、高齢者の"食"のトラブルを防止する

浅野倉栄

　地域や介護施設には、「食べること」「飲むこと」に問題を抱えた高齢者が増えています。実際に食品による窒息で死亡した例も少なくありません。安全に食べられる、そして食事の際のトラブルを防止する観点から、摂食・嚥下機能の評価をきちんと行うことが重要です。

　摂食・嚥下評価は、一般的にさまざまなスクリーニングを経て、必要に応じて精密検査を行います。とはいえ、認知症者が年々増加し、スクリーニングをしたくても指示がとおらないなどの困難な場合も多いです。そんな中でも多職種と連携して継続的に嚥下内視鏡検査を行い、摂食・嚥下機能の正確な把握に努める施設もあります。ここでは、その取り組みを紹介します。

　横浜市内の某介護施設では、入居者の口腔管理を重視しており、歯科衛生士を雇用し、施設スタッフとともに「食の安全」に取り組んでいます。同施設では、入所時説明で摂食・嚥下機能に関わる重要性を家族に対し説明し、必要に応じて嚥下内視鏡検査を行うことに同意を得ています。毎回の検査に、施設に勤務する多くの職種が参加し、各職種がそれぞれ担当する内容を検査時に説明、あるいは再現をし、機能評価、情報の共有、知識の構築を行っています。多職種参加での嚥下内視鏡検査は、ほかの職種の専門的な知識を得る絶好の機会となり、濃密な情報共有のみならず、OJT(on-the-job training)として施設スタッフの高い教育効果を得ることができます。以下に、各職種の担当する仕事内容の例を示します。

歯科医師：嚥下内視鏡検査の術者、咀嚼運動の観察、摂食・嚥下機能評価
歯科衛生士：術前の口腔内のケア、口腔内の状態把握、他職種への説明
看護師：術前・術中・術後のバイタル観察、既往歴、傷病名の把握、急変時の対応
管理栄養士：摂取カロリー、提供可能な食形態の提案、カロリー補助食の選定
介護職：日常の生活習慣や食事のペース、一口量、検査中の食事介助
ケアマネジャー：入所前の生活習慣などの家族歴、キーパーソンへの対応など

　誤嚥性肺炎等での入院をきっかけに、胃ろうを増設する患者さんがいらっしゃいます。その後、急性期を脱し、施設に帰苑した方の中には、回復期あるいは慢性期に入り、経口移行できる患者さんも少なくありません。ただ、闇雲に食べさせるというのは危険きわまりないと言えます。環境を整備したうえで、スクリーニング、検査を経て、安全管理のもとで早期に経口摂取に移行できる体制を作ることができれば、患者さんのQOL向上に寄与できると考えます。

某介護施設での摂食・嚥下訓練の研修会

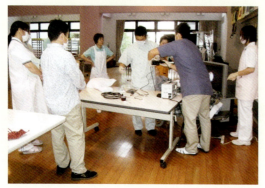

6 歯科訪問診療の必需品一覧

浅野倉栄

歯科訪問診療では、訪問時に何を必携するかが安全性を左右します。訪問診療用ポータブルユニットのほか、細かい歯科治療器具などを収納した基本訪問バッグなどを用意しておきます。現場で効率よく使用するためにも、何がどこに収納されているかを把握しておきます。

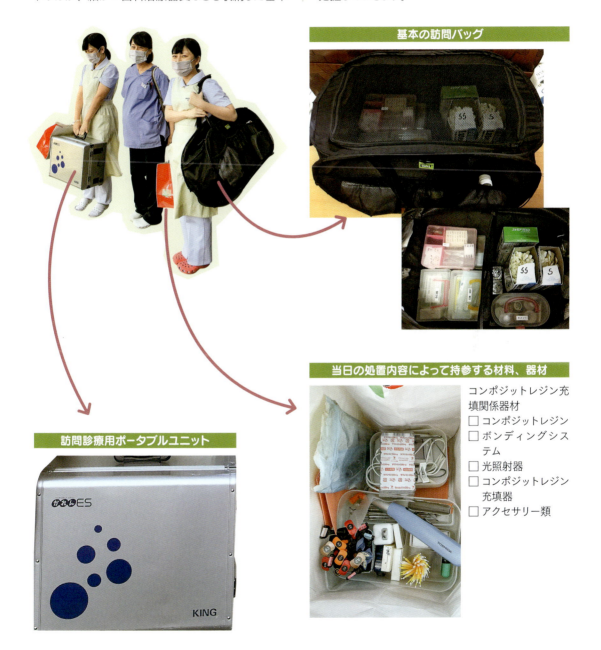

基本の訪問バッグ

訪問診療用ポータブルユニット

当日の処置内容によって持参する材料、器材

コンポジットレジン充填関係器材
☐ コンポジットレジン
☐ ボンディングシステム
☐ 光照射器
☐ コンポジットレジン充填器
☐ アクセサリー類

PART1 診療室とはぜんぜん違う！歯科訪問診療とは

収納の工夫 1　処置ごとにセットにしてケースに分けておくとよい

抜歯関連

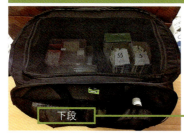
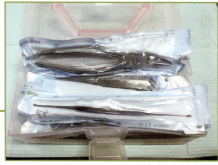

- □ ヘーベル
- □ 抜歯鉗子
- □ 鋭匙
- □ 縫合器材

義歯治療関連

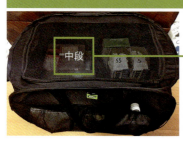
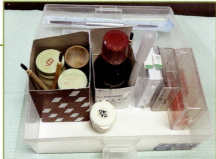

- □ シリコン印象材
- □ 軟質裏層材
- □ シリンジ
- □ シリコンバイト
- □ 即時重合レジン
- □ 咬合採得用ワックス
- □ 咬合紙

バー、ポイント類

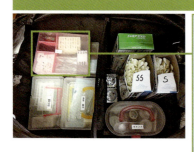
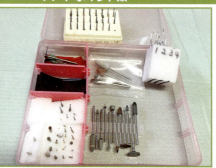

- □ タービン用ダイヤモンドポイント
- □ ストレートハンドピース用バー
- □ コントラアングル用バー

麻酔・縫合関連

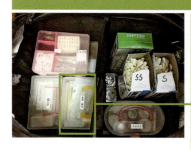
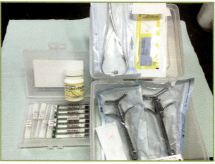

- □ 表面麻酔薬
- □ 浸潤麻酔用カートリッジ
- □ 止血材
- □ 滅菌ガーゼ
- □ 麻酔
- □ 縫合セット

セメント一式

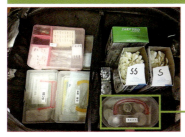 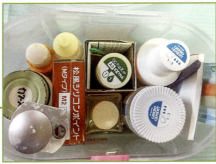

- ☐ グラスアイオノマーセメント
- ☐ カルボキシレートセメント
- ☐ ユージノールセメント
- ☐ CRシリンジ

根管治療関連

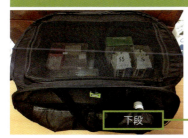 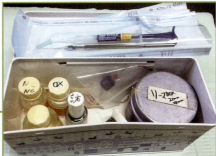

- ☐ リーマー・ファイル
- ☐ ブローチ
- ☐ ミニウムシリンジ
- ☐ 根管治療用洗浄液
- ☐ 根管貼薬剤

口腔のケア関連

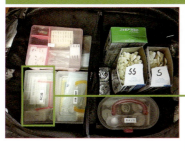 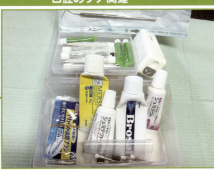

- ☐ 歯ブラシ
- ☐ 歯間ブラシ
- ☐ スポンジブラシ
- ☐ クルリーナ
- ☐ デンタルフロス
- ☐ 口腔清掃用ジェル
- ☐ 歯磨剤
- ☐ 歯面研磨剤

収納の工夫❷ 小物はバッグのサイドポケットを活用する

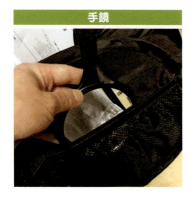
手鏡

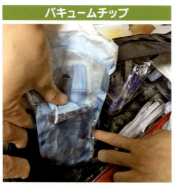
バキュームチップ

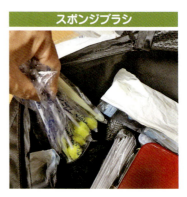
スポンジブラシ

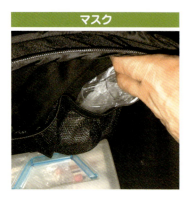
マスク

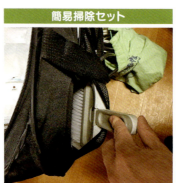
簡易掃除セット

収納の工夫❸ 延長コードは小袋に入れて、ほかの荷物にひっかからないようにする

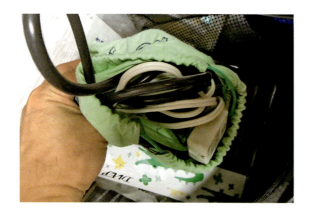

〈参考文献〉
1. 横浜市統計ポータルサイト．http://www.city.yokohama.lg.jp/ex/stat（2019年3月19日アクセス）．
2. 内閣府．平成29年版高齢社会白書．https://www8.cao.go.jp/kourei/whitepaper/w-2017/gaiyou/pdf/1s2s_03.pdf（2019年3月19日アクセス）．
3. 厚生労働省．平成25年国民健康・栄養調査報告．https://www.mhlw.go.jp/bunya/kenkou/eiyou/dl/h25-houkoku.pdf（2019年3月19日アクセス）．
4. 菅 武雄．口から食べるストラテジー 在宅歯科医療の診療方針と実際．東京：デンタルダイヤモンド社，2014．
5. 平野浩彦．認知症高齢者の歯科治療計画プロセスに必要な視点．日補綴会誌 2014；6（3）：249-254．

トラブル予防＆発生時のために
知っておこう！
29の事例でみる対応法

PART2

トラブル事例 01

keyword
準備不足

トラブル発生時　訪問前　訪問中　訪問後

訪問先に着いてから忘れ物に気づいた！

解説：浅野倉栄

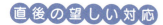

① スタッフにすぐに取りに行かせる
② 持参した材料、器材でできることを行う

POINT　スタッフが取りに帰る可能性を考慮して、帯同スタッフは運転免許を持つ者が望ましいです。つねに複数名の訪問を原則とし、不測の事態への対応力を高めましょう。

POINT　日付とチェックマークを入れて確認します。

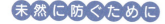

治療予定に用いる材料、器材の用意が不十分であると、予定どおりに治療を行えないばかりでなく、1回の治療遅れが、訪問回数を増やし、患者さんの肉体的、経済的な負担を強いることにつながります。使用する予定のない材料、器材でも、予備材料として車中に携帯すると、予定外の治療でも対応することができます。

材料忘れは、気をつけていても起きてしまうミスです。右のようなチェックシートを利用し、訪問診療へ向かう直前など、タイミングを見てチェックを入れます。「誰かがやってくれただろう」「以前にバックに入れただろう」の思い込みがないように、訪問診療担当スタッフ自身で確認する習慣が必要です。材料チェックを毎回のルーティンワークとすることで、材料不足はぐっと減ります。

材料チェックシートの例

		5/10		
概形印象	全顎用トレー（有歯吸用・無歯吸用トレー）	✓		
	アルジネート印象材	✓		
	ラバーボウル	✓		
	スパチュラ	✓		
	水	✓		
	印象保管用ケース・ペーパー	✓		
精密印象	個人トレー			
	イソコンパウンド	✓		
	ストレート			
	カーバイドバー	✓		
	アドヒーシブ	✓		
	ラバーボウル	✓		
	印象材（アルジネート）	✓		
	印象保管用ケース	✓		
	シリコン	✓		

トラブル事例 **02**

keyword
交通違反

訪問中、車を近隣に止めていたが、駐車禁止違反で反則金を払うことになった！

解説：浅野倉栄

未然に防ぐために

　歯科訪問診療は、数名のスタッフとともに多くの器材を携帯して訪問しますので、車で訪問する場合が多いと思います。そのため訪問先での駐車スペースは、事前に確認しておく必要があります。依頼を受けた際には、駐車スペースの有無を確認しておきましょう。

　なお地域によっては、駐車許可証（図2-1）が交付されるところもあります。最寄りの警察署の交通課または警察本部駐車対策課に問い合わせることをお勧めします。また、図2-2のような「訪問診療中」という表示を自作し、外部から認識できるように車内に置くことで、地域住民とのトラブル回避につながります。

　なお、初めて訪問する際は、カーナビゲーションシステムなどを使用してもスムーズにたどり着けないこともありますので、連絡の取れる訪問先の電話番号も確認しておくとよいでしょう。

図2-1　歯科訪問診療のための駐車許可証

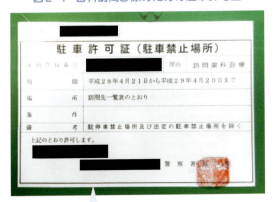

POINT　車中から表示する際は、確実に見える位置に置くことも大切です。物が重なり見えづらい状態になっていないか、車から離れる際に確認しましょう。

図2-2　訪問診療中の表示（車内に置いておく）

※ **歯科訪問診療中** ※

ご迷惑をおかけしております。何かございましたら、下記までご連絡くださいますようお願い申し上げます。

医療法人○○会　○○歯科医院 ※
横浜市○○区○○○○○○○○○○
TEL：○○○○○○○○（携帯：○○○○○○○○）
Mail：○○○○＠○○○○○○○○
HP：http://www.○○○○○○○○○○

※ 歯科訪問診療のお問い合わせ、ご要望などもお気軽にどうぞ ※

歯科訪問診療中

ご迷惑をおかけしております。何かございましたら、下記までお電話くださいますようお願い申し上げます。

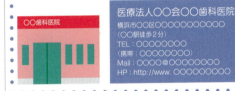

トラブル発生時　　訪問前　　訪問中　　訪問後

トラブル事例
03

keyword
交通事故

訪問先へ向かう途中に
自動車事故にあった！

トラブル発生状況

[事故前]　歯科医師、歯科衛生士、歯科助手の3名で定期訪問。運転者は免許取得2年目23歳の歯科衛生士。診療室から車で約10分の距離にある依頼先のご自宅へ向かいました。当日の天候は強めの雨。

[事故発生]　診療室を出発して、5分後に信号のない十字路で左から進行してきた乗用車に接触。こちらの進行方向に一時停止の標識がありました。

直後の対応

[事故直後]　速やかに車を停車させ、同乗スタッフの安全確認とともに、相手車両に近づき声かけをしました。相手の反応で外見上の怪我がないことを確認後、相手側の右ドアと自動車の左前バンパーに傷があることを発見しました。相手も降車し、そのほかの怪我がないかを確認すると同時に、警察へ事故発生の連絡をしました。救急車の要請も検討しましたが、相手から必要がない旨を伝えられました。

同行していた歯科助手が勤務先管理者へ連絡を入れ、事故発生および状況報告とその後予定していた訪問先の対応を要請。幸い、双方に怪我はなく、車は自走可能であったため、警察の事故処理後、連絡先を交換して別れました。

[後日]　管理者は謝罪のため被害者を訪問。怪我などを確認し保険取扱代理店へ事後処理を依頼しました。

解説：浅野倉栄

POINT
❶事故の状況を正確に把握
❷被害者側、加害者側に怪我があるか確認し、応急処置や救急車要請の必要性を判断する
❸速やかに警察へ事故発生を連絡する
❹勤務先歯科医院へ事故発生を連絡する
❺事故発生後の当日の訪問予定先に、予定変更の連絡を入れる（事故発生の連絡を受けた勤務先歯科医院のスタッフが連絡を代行する）
❻保険取扱代理店への連絡で、事後処理を行う

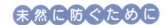

歯科訪問診療は、携帯する器材や材料が多いため、数名のスタッフとともに車に同乗して訪問します。運転者は交通ルールを遵守し、安全運転を心がける必要がありますが、どんなに気をつけていても避けられない突発的な事故に遭遇する可能性があります。そこで、訪問先へ自動車で向かう場合は、あらかじめ以下の点に注意します。

☐ **運転者はどの程度の運転経験があるか、ペーパードライバーではないか**

☐ **悪天候時の訪問で注意すべきことはあるか(台風や積雪時などの無理な訪問は避ける)**

☐ **あらかじめ同乗スタッフに、事故発生直後の相手との話し合いには立ち会って記録を取るよう伝えてあるか(後日の話し合いの際の食い違いを避けるため)**

☐ **被害者への損害賠償について、院内での取り決めをしているか**

また、訪問に使用する車両には、自動車損害賠償保険の加入が法律で決められていますが、自動車を利用する以上は訪問スタッフが加害者にも被害者にもなりえる可能性があるので、歯科医院管理者は法定の賠償保険以外に対物賠償保険や車両保険等の任意保険の加入も検討すべきでしょう。

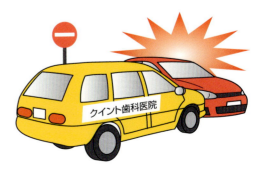

トラブル発生時　　訪問前 ● 　　訪問中　　訪問後

トラブル事例
04

keyword
個人情報

訪問先に向かう途中、カルテを紛失してしまった！

患者：計8名の歯科診療予定
訪問内容：口腔内のケア、歯科治療
訪問先：老人保健施設

トラブル発生状況

当日は午前中に居宅訪問2軒、午後に老人保健施設への訪問予定でした。午前の居宅訪問を終え、午後から老人保健施設へ向かいましたが、施設到着後、午後から予定している8名分のカルテを紛失したことに気づきました。

直後の対応

考えうる紛失場所へ連絡し、捜索しました。午前中に訪問した居宅にカルテの入ったバッグを置き忘れていたことが判明。すぐに、帯同スタッフが引き取りに向かい、事なきをえました。

解説：浅野倉栄

未然に防ぐために

　個人情報保護法第二十条の「安全管理措置」に照らし合わせれば、歯科訪問診療でのカルテの持ち出しは、少なからず紛失のリスクをともなう行為であり、院外への持ち出しは控えるべきと考えます。診療で参照したい口腔内のアセスメント表や医療情報は電子データとして外部クラウド等にアップデートし、ペーパーレスで訪問するのも1つの方策と言えます。カルテは個人情報であり、医院外での紛失は、賠償責任が発生してしまうおそれがあります。

　やむをえず訪問先へ持参する際は、専用バッグ等へまとめて入れ、さらに持ち運ぶ数量を明確に整理して「出発前」「帰院時」の事前・事後の確認を徹底しましょう。

**個人情報保護法第二十条
「安全管理措置」**

個人情報取扱事業者は、その取り扱う個人データの漏えい、滅失又はき損の防止その他の個人データの安全管理のために必要かつ適切な措置を講じなければならない。

トラブル事例 05

keyword
患者誤認

トラブル発生時 ── 訪問前 ── 訪問中 ── 訪問後

施設の歯科室での診療の際、同姓同名の別の方が来てしまった！

- **患者**：82歳／女性／要介護5／寝たきり
- **主訴**：歯ぐきから血が出る
- **訪問先**：特別養護老人ホーム

トラブル発生状況

施設での歯科訪問診療の際、施設内にある歯科室へ介護職が患者さんを搬送してくれました。初めて拝見する患者さんで、予定していた口腔内のケアを始めましたが、氏名を確認後、事前に把握していた口腔内情報とは違うことに気がつきました。再度氏名を本人および施設介護職に確認したところ、同姓同名の方がいることが判明しました。

解説：浅野倉栄

事故を防ぐために

「患者誤認」はつねに起こりうるリスクがあります。特に認知機能の低下した患者さんを診療する際には、本人に氏名や年齢の確認ができません。さらに施設では同姓同名患者さんの存在もありえるので、外来に比べ患者誤認を起こしやすいと言っても過言ではありません。施設スタッフへの確認や身体所見、口腔内アセスメント表、ID番号など確実な方法で行う必要があります。

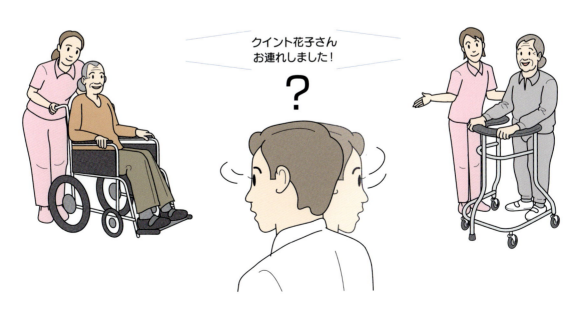

トラブル事例 06

keyword
姿勢・体勢
誤嚥

病院入院中の患者さんで、ベッドのギャッチアップができなかった！

トラブル発生時 — 訪問前 — 訪問中 — 訪問後

患者：78歳／男性／要介護5／寝たきり
主訴：口の中を掃除してほしい
傷病名：誤嚥性肺炎
訪問先：病院

トラブル発生状況
近隣の病院からの依頼で歯科訪問診療を行いました。医科主治医よりギャッチアップができず、ベッド上で歯科診療を行ってほしいという要請でした。

直後の対応
ギャッチアップができないため、側臥位で誤嚥のリスク軽減を図りました。口腔内のケアの際には、水分を使用せず、ジェルを水分に見立てて行いました。

POINT ケアでも歯科治療でも、つねに誤嚥のリスクがともないます。必要以上の水分を口腔内に入れることは危険なため、誤嚥を防止したケアを考慮します。

解説：浅野倉栄

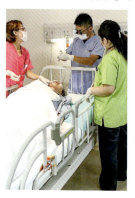
側臥位

事故を防ぐために

ギャッチアップができない患者さんの場合、ベッドサイドからの対応も可能ですが、スタッフとの連携や口腔内の見やすさを考え、ベッドを壁から少し離し、頭側からアプローチします。左右にスタッフを配置して、誤嚥予防のための吸引や開口保持のための補助など、6ハンドでの対応が可能になります。患者さんの安全で楽な術中の姿勢確保と、術者の身体への負担を軽減できます。

頭側からのアプローチ
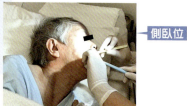

トラブル事例 07

keyword
コミュニケーション
誤嚥

患者さんの話が長く、話を遮れないためにケアがなかなか進まない!

患者：80歳／女性／要介護3
主訴：口が渇く、ネバネバする
傷病名：軽度アルツハイマー型認知症
口腔清掃状況：ブラッシング自立、職員による口腔のケアは拒否
訪問先：特別養護老人ホーム

トラブル発生状況

専門的な口腔のケアで訪問しましたが、患者さんの話が長くなかなかケアをスタートすることができませんでした。軽度の認知症はありますが、ADLは高く、意思の疎通は可能です。多弁のため、なかなか話を遮ることができず、予想以上に時間を要してしまいました。ケア中も話そうとするので、誤嚥のリスクもあり、困っています。

解説：浅野倉栄

未然に防ぐために

❶医療情報以外の情報もあらかじめ入手しておく

多弁、暴力行為、迷惑行為など医療情報以外の情報も、介護職から入手して、事前に対応を検討しておきます。

❷話を遮るのではなく話の主導権を医療者が持つ

昔のご家族の話や仕事の話など、すべての話を聞けば、相当の時間が必要になります。患者さんの現在までの生活環境を知るため、あるいはコミュニケーションを築くために話を聴くことも必要ですが、予定時間内にケアを終えるために、少しずつ話の方向を変えて、効率的にケアを行う対応を心がけます。

臨床のヒント

ADLが高いからといって磨けるわけではない!

ADLが高く、ブラッシングを自立している入居者もいますが、そのようなブラッシング自立者ほど、口腔内環境が劣悪であるケースが目立ちます。施設スタッフの目が届かない入居者のスクリーニングも、歯科医療職の役目であるでしょう。

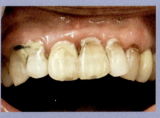 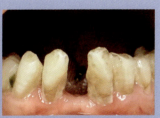

ブラッシングを自立で行っている入居者の口腔内。汚れが多く、介護職等の介助が必要です。介護職により一部介助してもらうよう歯科医療職が促すことで、素直に受け入れてくれる入居者もいます。

トラブル事例 08

keyword　服薬

服薬状況の把握と評価が行われずに歯科医師が抜歯をしてしまった!

- 患者：79歳／女性／要支援2
- 主訴：歯ぐきが腫れて痛い
- 傷病名：心不全、発作性心房細動、高脂血症
- 服用薬：パナルジン®（チクロピジン塩酸塩）、バイアスピリン®（アスピリン腸溶錠）など
- 訪問先：居宅

トラブル発生状況

骨粗しょう症のために服薬しているが、歯科医師が口腔との危険性について知らなかったのか、抜歯前に服薬状況を確認していませんでした。

解説：高田晴彦

未然に防ぐために

①内科的疾患のある患者さんの歯科治療は、医科主治医に病態照会をしてから行う

内科的疾患に罹患し、服薬治療を受けている患者さんの病態を知るために、かかりつけの医科主治医に照会し、そのうえで可能な歯科治療を選択します。この対応は診療室においても同様で、訪問診療にかぎったことではありません。

②内科的疾患それぞれのリスクや併用禁忌薬剤について把握しておく（右ページ一覧）

これらを聞き逃すことなく、また、誤った対応をしないために、歯科訪問診療用の問診票を用い、内科的疾患に関する情報を整理しておきます。また問診にあたっては、なぜそのような質問を患者さんにするのか理解しておくことが大切です（22ページ図16）。

POINT

服薬状況を確認することは、患者さんの現在罹患している疾病の病態把握になります。もしこれを怠ると、感染、止血困難、全身状態憎悪のリスクが高まります。

臨床のヒント

薬や内科的疾患に関する成書を常備しておきましょう

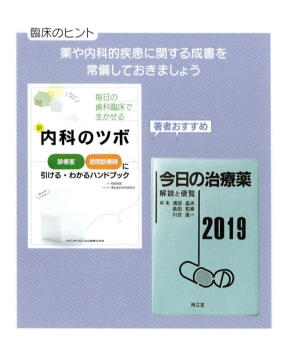

歯科訪問診療時の抜歯で配慮が必要な主な内科的疾患

糖尿病患者さん ·······> 低血糖、出血、感染のリスクがある

HbA1cは糖尿病患者さんの血糖のコントロールの目安で、HbA1c8.0以上は原則抜歯をしないほうがよいです。血糖のコントロールができていない患者さんの場合には、鎮痛剤、抗菌剤を応急的に投与し、医科主治医に照会します。

また糖尿病患者さんでは、低血糖防止のために朝食・昼食を摂取したか確認し、血糖降下薬の用法に合わせた治療時刻の設定をします。易感染性にも考慮して、術前術後の抗菌剤や抗炎症薬の投薬をする必要もあります[1]。

心血管系疾患や脳血管疾患で抗凝固薬・抗血小板薬を服用している患者さん ·······> 全身状態憎悪のリスクがある

抗血小板薬や抗凝固薬の服用患者さんに対する抜歯等の観血処置においては、「科学的根拠に基づく抗血栓療法患者の抜歯に関するガイドライン2015年改訂版」で以下の治療方針が推奨されています[2]。
❶医科主治医と連絡を取る
❷抗血小板薬(バイアスピリン、パナルジン®、プレター

ル®など)は内服継続下で治療
❸抗凝固薬(ワーファリン)はPT-INRが最近のデータで至適範囲内(3.0以下)にコントロールされていることを医科主治医に確認のうえ、内服継続下で治療
❹直接経口抗凝固薬(direct oral anticoagulants：DOAC)は、新しく臨床応用された薬であり科学的治験に乏しいため注意する必要がある

骨粗しょう症の患者さん ·······> 骨吸収抑制薬関連顎骨壊死(ARONJ)のリスクがある

骨粗しょう症治療のためにビスホスホネート系薬剤等服用中に侵襲的歯科治療が必要になった際は、服用期間が3年未満で危険因子がない場合には原則として休薬せずに継続します。一方、服用期間が3年以上や、3年未満でも危険因子がある場合は、休薬による骨折リスクの上昇、侵襲的歯科治療の必要性、休薬せずに侵襲的歯科治療

を行った場合の骨吸収抑制薬関連顎骨壊死(anti-resorptive agents-related osteonecrosis of the jaw：ARONJ)発症のリスクについて、医師と歯科医師が事前に話し合って方針を決めます。「骨吸収抑制薬関連顎骨壊死の病態と管理：顎骨壊死検討委員会ポジションペーパー2016」を参考にします[3]。

肝疾患、腎疾患の患者さん ·······> 全身状態憎悪のリスクがある

感染や観血処置時に処方する抗菌剤は胃と腸で吸収されます。その排泄には3パターンあります。
❶主に腎で排泄される「腎排泄型」
❷主に肝臓で代謝されてから排泄される「腎外排泄型」
❸腎で排泄されるとともに肝臓や他の臓器から排泄

される「腎および腎外排泄型」
抗菌剤に関しては、「JAID／JSC感染症治療ガイドライン2016—歯性感染症—」を参考に適切に使用するのが望ましいです[4]。

内科的疾患により投薬治療を受けている患者さん ·······> 併用禁忌の薬剤がある

全身疾患によりすでに投薬を受けている場合がほとんどです。局所麻酔や内服薬の処方においては、

医薬品添付文書などを確認し、併用禁忌でない薬剤を用いるようにします[5]。

トラブル事例 09

患者さんが開口してくれない！

keyword
高齢者
認知症

解説：浅野倉栄

未然に防ぐために

認知機能の低下により、開口指示がとおらずスムーズにケアができないことがあります。予定のケアが行えなかったり、予定の時間を大幅に超過してしまうことも稀ではありません。開口運動により口腔粘膜、歯、顎関節等に痛みをともなうことが原因の開口拒否も考えられるので、日常からの歯科医療職による口腔内観察は重要です。

❶いきなり口元を触らない

ケア開始の説明を理解できない場合でも、ていねいな声かけは必要です。いきなり口腔内に器具を入れては、ケアを理解できる方でも拒否反応を示します。やさしい声のトーンでゆっくり話しかけ、手を握ったり、肩に手を置いたりあるいは拒否の少ない頬などへの身体的接触による脱感作は有効です[6]。

普段、口腔内のケアをされることに慣れていない方は、口腔内の過敏様症状も考えられ、痛みに対して敏感です。圧をかけすぎないケアを心がけましょう。時には、術者がブラッシングしている様子を見せて、歯ブラシは口腔に入れてよいものであることを認識させるのもよいでしょう。

❷開口保持器具を安全に使用する

不用意に口腔内に指を入れると、噛まれてしまうこともあり、大きな怪我につながります。術者、アシスタントによるケア時の指の挿入は口腔前庭までにとどめ、それ以上はミラーやバキュームなどを効率的に使用して軟組織等の圧排に努めます。また、開口保持器具を活用するのも1つです。

その際は事前に口腔内を観察し、粘膜や歯の動揺などを確認しておきます。動揺歯に開口保持器具が接触した状態で咬反射が起これば、動揺がさらに増加してしまったり、歯の脱落につながることもあります。

また、万能開口器に付属のシリコンチップは、口腔内で使用中に脱落する可能性があり、誤嚥・誤飲のリスクがあるので注意して使用してください。エックス線造影性のないシリコン素材のため、誤嚥・誤飲してしまった場合に、体内のどこに存在するかの特定に難渋します。歯への接触部はシリコンチップを取り除き、ガーゼを巻いてフロスで固定して使用することをお勧めします。

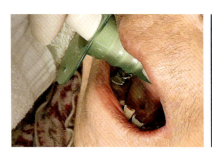 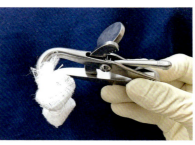

当院では、万能開口器（写真右）の先端のシリコンチップを取り除き、ガーゼを巻いてフロスで固定している。

お役立ちコラム 3
適切な受付・応対・接遇も安全対策の1つ

宮本智行

　下のような調査様式を用いた平成21年度の厚生労働科学研究費補助金「歯科医療における安全管理評価法の確立に関する研究」での、歯科診療所におけるインシデント実態調査によれば、総数27,857件のうち11,459件と受付・応対・接遇がもっとも多く報告されています。患者対応は訪問先に行く前から始まっています！ どんなときでも、親切・丁寧な対応を心がけましょう。

インシデント（ヒヤリ・ハット等）事例件数（月毎の集計）調査用紙

分類	No.	内容
受付対応	1	受付・応対・接遇（患者への態度・応対の不備、連絡の行き違い、診療開始時間の遅れ、支払い拒否など）
	2	情報収集・情報伝達の不備（2-1.患者等に対して）（2-2.患者等に対して）
検査診断	3	検査・エックス線写真（検体・写真の取り違い、見間違い、写真の現像ミス、データ転送ミスなど）
	4	患者誤認（患者名の呼び間違い、患者取り違い、患者名等の転記ミスなど）
	5	診断関連（診断時の不備、誤診、診療情報の記載・転記ミス、診療録の読み間違いなど）
インフォームド・コンセント	6	インフォームド・コンセント（説明不足、同意書記載不備、患者等が納得していない状況下の診療など）
	7	患者（家族）等とのトラブル、院内暴力（治療結果への不満、コミュニケーションエラーなど）
診療（処置・手術）	8	口腔内への落下、誤飲・誤嚥（むせこみ、歯科医療器具・材料・補綴物等の落下など）
	9	歯や口腔・顎・顔面等の損傷（メス・切削器・ヒポクロ等による損傷、咬傷、火傷など）
	10	異物等の残存、迷入、陥入（上顎洞迷入、ガーゼ・リーマー・注射針・スケーラー残存など）
	11	衣服・所持品の汚染、破損、損傷（ヒポクロ・印象材・接着剤・染色液・血液・火炎など）
	12	機械・器具の誤操作、破損、紛失（不適切な操作、取扱説明書記載事項の不徹底など）
	13	部位の間違い（異所部位の治療、上下顎・左右・近接類似歯牙（小臼歯・乳臼歯等）の間違いなど）
	14	神経麻痺等の合併症（下歯槽神経・舌神経麻痺等、知覚鈍磨に付随した不快症状など）
	15	処置・手術に関連したその他の有害事象（大量出血、開口障害、潰瘍、嘔吐など）
	16	薬剤（処方・調剤間違い、薬剤による副作用、不適切な薬剤使用・管理、処方せんの記載間違い・渡し間違いなど）
	17	感染制御、院内感染（院内感染対策マニュアル等の不備、針刺し、滅菌・消毒・手洗い不徹底など）
	18	全身状態悪化、救急搬送（高血圧・脳梗塞・不整脈・心筋梗塞等、局所麻酔時の気分不快など）
	19	転倒・転落、打撲（歯科用ユニットからの転落、身体の巻き込み・損傷、抑制下治療時の圧痕など）
施設管理	20	歯科医療機器、材料、設備等の管理・監督（機器整備不良、水漏れ、駐車場管理など）
	21	診療録記載・管理（不適切なカルテ記載・入力、カルテ・写真・資料・指示書・同意書等の紛失など）
	22	歯科技工関連（不適切な作業模型の取扱、技工指示書間違い、技工物汚染・破損・紛失・取り違いなど）
	23	防災管理、火気取扱（ガス漏れ、引火、避難経路の確保等法令等に基づいた防災管理の不徹底など）
	24	診療従事者管理（不適切な労働環境、無資格者の業務範囲の逸脱、不適切な超過勤務、給与未払いなど）
その他	25	チューブ・ドレーン類
	26	輸液・注射
	27	病院食
	28	リハビリテーション関連
	29	全身管理、麻酔関連
	30	その他

平成21〜22年度厚生労働科学研究費補助金地域医療基盤開発推進研究事業
「歯科医療における安全管理評価法の確立に関する研究」班資料を一部改変

トラブル事例 10

keyword **多職種連携**

言語聴覚士が動揺歯を抜いてもらうよう患者さんに指示していた！

患者：77歳／女性／要介護5
主訴：前歯が抜けそう
傷病名：認知症、身障1級（四肢体幹機能障害）
特記事項：右大腿部頚部骨折、胃ろう、開口維持不可、寝たきり（寝返り不可）、含嗽不可、嚥下反射なし
訪問先：在宅

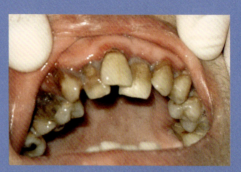

トラブル発生状況

言語聴覚士が吸引するために、動揺している歯を抜いてもらうように患者さんに指示しました。患者さんは抜歯を望んでおらず、口腔内のケアで様子をみている歯でした。多職種が専門性を主張しすぎて、患者さんが混乱してしまいました。

解説：高田晴彦

未然に防ぐために

訪問初診時に問題点を整理し、処置計画をビジュアルで示し、関係者（多職種）に配布します（15、18ページ参照）。そのうえで歯科処置への要望がないかを確認しておくことです。

口腔内の問題を指摘し計画を立てるのは、歯科医師の仕事のはずです。そのうえで介護上、生活支援上の要望を加味して最終治療計画を立ててください。時には何も手をつけられない場合もあります。

右ページに示す症例は、当院ではケアしかできないケースです。重度歯周炎で口腔内状態は悪く、歯の動揺、疼痛もひどいため抜歯が必要ではあるものの、全身的な治療を行っているため、全身管理下での外科処置が求められます。抜歯について医科主治医に照会後、地域支援病院に抜歯の依頼をしました。

ケアしかできなかった症例

患者：72歳／女性／要介護5
傷病名：乳癌末期、骨転移（頸椎、腰椎、左上腕骨など）、歯周炎
主訴：歯ぐきが痛い

服用薬：ゾメタ®（ビスホスホネート系薬剤）、ヒスロン®（女性ホルモン剤）、フェマーラ®（抗悪性腫瘍薬）、ノルバスク®（降圧薬）
訪問先：居宅

多職種への所見の報告

重度歯周炎により、対症療法としての口腔内のケアでは限界がきており、以下の対応が考えられます。
❶ 疼痛時には口腔内のケアと投薬
❷ リスクを承知のうえで抜歯
❸ 歯冠部を除去し、残根状態にする
いずれにしろ、特に❷、❸では、全身管理下で行う必要があると思われます。

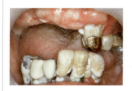
初診時の状態。重度歯周炎。

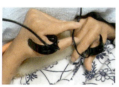
ケアに先立ち、合谷（経絡）への電気的刺激を行った。

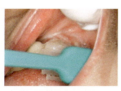 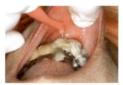

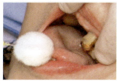 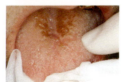
口のケアでは、歯のほかに粘膜や舌のケアも行う。舌は保湿剤とモアブラシを用いてケアする。

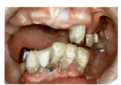
ケア後の状態。最後にヨード・グリセリンを貼薬した。

医科主治医への照会の結果

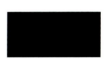

地域支援病院への抜歯の依頼のやり取り

当院 → 地域支援病院

このたび、口腔内のケアを主訴として訪問診療を依頼されました。
【診断および治療方針】
❶乳癌、骨転移（頸椎、腰椎、左上腕骨、大腿骨など）によりホルモン療法を行っています
フェマーラ(2.5)1T1、ヒスロン(200)1T1、ゾメタ（4mg）1日／月
❷口腔内のケアの依頼を受けましたが、保存の領域を超えてより、歯の動揺、疼痛もあり、特に疼痛にかんしては頓服でオステラック（非ステロイド性鎮痛・抗炎症剤）が処方されています。
【質問】
❶この状態で、抜歯をお願いできますでしょうか。
❷もしできるとしたら、搬送、入院、抜歯と同日で可能でしょうか。
❸抜歯が不可能な場合、疼痛除去は投薬しか方法がないでしょうか。

地域支援病院→当院

先日お手紙いただいたご高齢の方の入院抜歯はお引き受けできると思いますが、入院手続きにご家族に来ていただかなければならないことと、かかりつけ内科の診療情報提供があると大変助かります。

トラブル事例 **11**

keyword
インプラントメインテナンス

訪問先の患者さんの口腔内にインプラントが埋入されていた！

患者：67歳／男性／要介護3
主訴：お口をきれいにしてほしい
傷病名：脳梗塞後遺症、インプラント周囲粘膜炎
訪問先：居宅

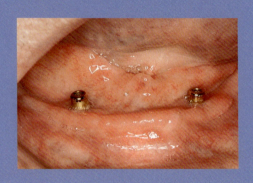

解説：柴垣博一

事故を防ぐために

　今やインプラント治療は、欠損補綴の選択肢として確立し、患者さんのQOL向上[7]に大きく寄与していると言えます。平成28年度8020公募研究で萩原芳幸氏らは、歯科訪問診療の患者さんにおいてインプラントが口腔内に存在する患者実数は調査総数の1.8%であったと報告しています。日本において過去35年間に約1千万本のインプラントが埋入され、装着後の管理等が問題になりつつあると言われています。また、在宅・訪問現場において患者家族や介護者への指導はほとんど行われておらず、在宅あるいは施設におけるインプラントケアが拡充していないなどの問題点を明らかにしており、高齢化が進む今後、インプラント治療に対する訪問口腔清掃の必要性を問いかけています[8]。

　では、訪問先の患者さんの口腔内にインプラントが埋入されていた場合、どう対応すべきでしょうか。

対応❶全身状態を把握する

　医科主治医との連携により全身状態を把握すること同時に、歯科医師として最低限患者さんの血液データ情報を診断する能力が必要とされます。全身的に栄養不足になることで、免疫力の低下、易感染状態となり口腔内の状況が改善されないことがあります。最低限知っておきたい血液検査データの見方を、右ページに示します。

患者さんの血液検査データの一例（一部）

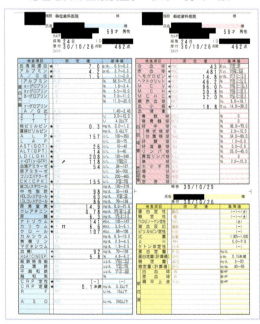

48　困ったぞ！こうなりたくない！トラブル事例に学ぶ歯科訪問診療

主な血液検査データの見方

❶総タンパク、アルブミン、アルブミン／グロブリン比
肝、腎の栄養状態や機能障害を予測する指標で、これらの低下により口腔機能低下症も疑われ、管理栄養士等に相談することが必要になる場合がある。

❷総ビリルビン、AST、ALT、γ-GT
総ビリルビンは、肝炎、胆嚢閉鎖時は、高値を示す。AST、ALT は肝細胞に多く含まれるため、肝障害にて高値を示し、アルコール性肝疾患においては、γ-GT が上昇する。高値を示す場合で歯科的に投薬が必要な場合は、医科主治医もしくは薬剤師に相談する必要がある。

❸血清アミラーゼ
急性・慢性膵炎、膵癌、唾液腺疾患の疑いがあり、唾液減少にもつながることがある。

❹クレアチンキナーゼ
心筋に多く含まれ心筋梗塞や筋ジストロフィの診断に用いられるが、運動後にも高値を示す。高値の場合は、バイタルサインを確認しながら治療を行う必要がある。

❺血糖、ヘモグロビン A1c
感染リスクの指標となり、必ず確認が必要とされる。

❻C 反応性タンパク
炎症反応の指標で、口腔内の感染症では、高値を示すことは少ないと言われているが、継続的な血液データをもとに注意深い読み取りが必要になる。

❼プロトロンビン時間、PT-INR
抗凝固薬、抗血小板薬を服用している高齢者が多くいるため、観血処置の際は確認が必要。

❽RPR 定性、TP 抗体定性、HBs 抗原、HCV 抗体
RPR 定性、TP 抗体定性による梅毒、HBs 抗原・HCV 抗体による B 型・C 型肝炎の感染症診断は、観血処置を行う際に必要なデータである。

	検査項目	測定値の例	基準値
❶	総タンパク（T-P）	7.0g/dL	6.5〜8.2g/dL
	アルブミン	4.2g/dL	3.7〜5.3g/dL
	アルブミン/グロブリン（A/G）比	1.5	1.1〜2.0
❷	総ビリルビン（T-b）	0.3mg/dL	0.2〜1.2mg/dL
	AST（GOT）	26U/L	10〜40U/L
	ALT（GPT）	14U/L	6〜40U/L
	γ-GT（γ-GTP）	35U/L	男：80U/L 以下 女：30U/L 以下
	アルカリフォスファターゼ（ALP）	157U/L	100〜350U/L
	乳酸脱水素酵素（LDH）	208U/L	120〜240U/L
❸	血清アミラーゼ	54U/L	38〜137U/L
❹	クレアチンキナーゼ（CK、CPK）	155U/L	男：45〜245U/L 女：30〜170U/L
	中性脂肪	98mg/dL	35〜149mg/dL
	HDL コレステロール	63mg/dL	男：40〜75mg/dL 女：40〜83mg/dL
	LDL コレステロール	86mg/dL	70〜139mg/dL
	尿素窒素（BUN）	14.9mg/dL	8.0〜21.0mg/dL
	クレアチニン（Cr）	0.78mg/dL	男：0.50〜1.10mg/dL 女：0.40〜0.80mg/dL
	GFR 推算値	79mL/分/1.73m^2	60mL/分/1.73m^2 以上
	尿酸（UA）	6.3mg/dL	男：2.5〜7.0mg/dL 女：2.0〜7.0mg/dL
	ナトリウム（Na）	141mEq/L	135〜147mEq/L
	カリウム（K）	4.0mEq/L	3.5〜5.1mEq/L
	クロール（Cl）	107mEq/L	98〜108mEq/L
❺	血糖	92mg/dL	70〜109mg/dL
	ヘモグロビンA1c（HbA1c、NGSP）	5.8%	4.6〜6.2%
	C反応性タンパク（CRP）定性	（−）	（−）
❻	C反応性タンパク（CRP）定量	0.1mg/dL未満	0.3mg/dL以下
	白血球数（WBC）	43×10^2/μL	男：38〜98×10^2/μL 女：35〜91×10^2/μL
	赤血球数（RBC）	481×10^4/μL	男：420〜570×10^4/μL 女：376〜500×10^4/μL
	ヘモグロビン量（Hb）	14.8g/dL	男：13.2〜17.6g/dL 女：11.3〜15.2g/dL
	ヘマトクリット値（Ht）	46.2%	男：39.2〜51.8% 女：33.4〜44.9%
	平均赤血球容積（MCV）	96.0fL	男：83.0〜101.5fL 女：79.0〜100.0fL
	平均赤血球ヘモグロビン量（MCH）	30.8pg	男：28.0〜34.5pg 女：26.5〜34.0pg
	平均赤血球ヘモグロビン濃度（MCHC）	32.0%	男：31.5〜35.5% 女：30.5〜35.0%
	血小板数（PLT）	18.8×10^4/μL	14.0〜36.0×10^4/μL
❼	プロトロンビン時間	10.8秒	10.0〜13.0秒
	PT-INR	0.89	0.90〜1.14
❽	RPR定性	（−）	（−）
	TP抗体定性	（−）	（−）
	HBs抗原	（−）	（−）
	HCV抗体	（−）	（−）

注：上記の基準値は株式会社メディックによる。検査機関によって基準値は異なる。

PART2 トラブル予防＆発生時のために知っておこう！ 29の事例でみる対応法　49

対応❷ 局所(口腔内)状態を把握する

インプラント治療を行っていない歯科医師にとって、インプラント部位を特定することは容易ではありません。そこで最低限知っておきたい3つの基礎知識を示します。

インプラント基礎知識❶
インプラントの補綴物の連結様式は、大きく「セメントタイプ(図11-1)」と「スクリュータイプ(図11-2)」の2種類に分けられる

エックス線写真があれば、インプラントの埋入位置が容易に判断できますが、ない場合がほとんどです。前医との連絡が可能であれば、エックス線写真、使用インプラントメーカーの情報提供を行ってください。

資料の提供が困難な場合のインプラント部位の確認方法としては、プローブとフロスを使う方法があります。現在のインプラント体は、スクリュータイプが主流のため円柱状をしています(図11-4)。インプラント部位の特定としてプローブを添わせたり、フロスを使用することで可能となります(図11-5)。

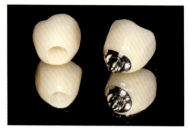

左がセメントタイプ、右がスクリュータイプ

図11-1 セメントタイプ
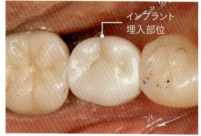
インプラント埋入部位

図11-2 スクリュータイプ
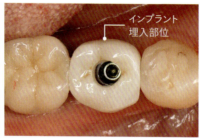
インプラント埋入部位

図11-3 インプラントの埋入部位
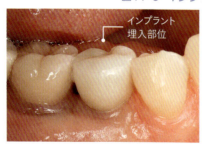
インプラント埋入部位

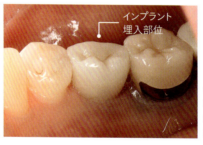
インプラント埋入部位

どこにインプラントが埋入されているか直視だけでは判断がつかないこともあり、経験が必要となる。

図11-4 円柱状のインプラント体
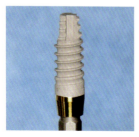

図11-5 フロスを使ったインプラント体の見分け方
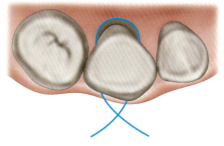

インプラント体とアバットメント連結部は円柱状のため、フロスで円柱を感じ取ることができる。天然歯との見分けがつかない場合は、フロスで確認するのもよい。

インプラント基礎知識❷
軟組織の付着様式が天然歯とは異なる

　天然歯は、上皮付着と結合組織付着であるのに対し、インプラントは、上皮付着のみでの結合です。

　天然歯は、1mmの上皮付着と1〜1.5mmの結合組織付着からなります。一方インプラントは、2mmの上皮付着のみで軟組織と接しています。インプラント周囲には結合組織付着が存在しない、また、歯根膜組織の介在がないため脈管系に乏しく、感染に対しての防御力が天然歯より劣ります。したがって、感染に陥ると加速度的に病変が進行する可能性[9]があるため、定期的な健診とブラッシングが必要とされています。

　また、プロービング圧は、天然歯が約25gであるのに対して、インプラントのプロービング圧は、それ以下が望ましいとされています。

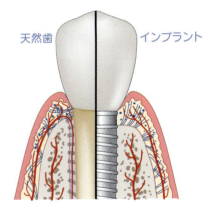

参考文献10より引用

インプラント基礎知識❸
インプラント体は、大きく粘膜貫通タイプと骨レベルタイプの2種類に分けられる

●粘膜貫通タイプ

　インプラント体と上部構造の連結部は、粘膜縁より比較的浅い位置にあり、上部構造を外した際にも目視により容易に感染物の確認が可能です。また、再セット時においても粘膜への圧迫が少なく、痛みを与えず再セットできる利点があります。連結部が浅いため比較的容易にマージン部の清掃が可能であると言えます。

●骨レベルタイプ

　骨縁もしくは骨縁下にインプラント体と上部構造の連結部が存在するため、上部構造の取り外しには局所麻酔が必要になることがあります。また、粘膜縁下のため感染物の確認が、やや困難になります。

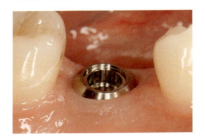

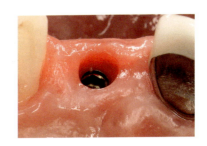

まとめ　歯科訪問診療においてインプラントらしき補綴物が装着されていたら、天然歯以上に念入りな清掃が必要とされ、インプラントの2種類の上部構造締結方法、ならびにインプラント体のタイプの特徴を理解することでトラブルの際の対応が容易となります。また、公益社団法人日本口腔インプラント学会ホームページhttp://www.shika-implant.orgの治療指針ならびにポジションペーパーをご覧いただくと詳細に記されています。

トラブル事例 12

keyword
インプラント メインテナンス

インプラントを埋入した患者さんだったが、メインテナンスが行われていなかった！

患者：78歳／男性／要介護3
主訴：お口をきれいにしてほしい
傷病名：脳梗塞後遺症、インプラント周囲粘膜炎
訪問先：居宅

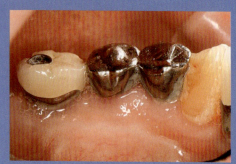

解説：柴垣博一

事故を防ぐために

　2016年公益社団法人日本口腔インプラント学会は、「歯科訪問診療におけるインプラント治療の実態調査」を行い、その結果、清掃困難（図12-1）、インプラント周囲炎（図12-2）、前装材料の破折（図12-3）、上部構造の脱落、顎堤や粘膜の損傷、アクセスホール充填材の脱落（図12-4）、インプラント体の破折（図12-5）、スクリューの緩み・破折、他者への咬傷などを報告しました（図12-6、7）。そ

図12-1　清掃困難
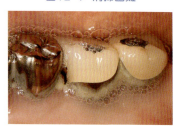
脳梗塞にて半身不随の口腔内環境

図12-2　インプラント周囲炎
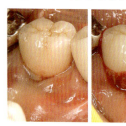
インプラント周囲より排膿

図12-3　前装材料の破折
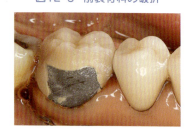
ポーセレンの破折

図12-4　アクセスホールのレジンの摩耗と収縮による漏洩
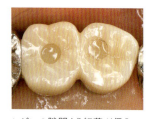
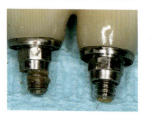
レジンの隙間より細菌が侵入

図12-5　インプラント体の破折
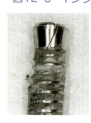
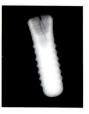

中でも口腔清掃不足によるインプラント周囲炎が大半を占め、機械的な歯面清掃ならびにその継続的維持管理が必要であると提言しています。対処法として腫脹・排膿時は、可及的に感染物を除去し、局所的・全身的薬物療法が優先され、消炎後、機械的な歯面清掃、感染物の除去を行います。具体的なインプラント周囲炎の治療方法[12]は、累積的防御療法CIST（cumulative interceptive supportive therapy）を応用し、病態のレベルに合わせた治療法の選択が必要とされます。

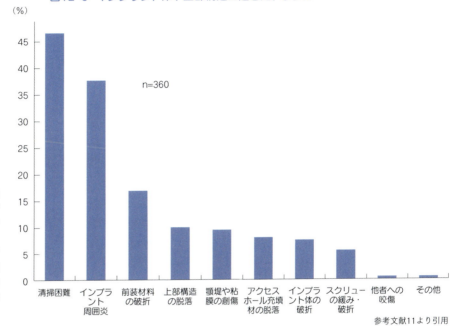

図12-6 インプラント体や上部構造に起きたトラブル

質問「訪問診療先でインプラント体や上部構造にトラブルが起きた内容は、過去何件ぐらいですか？（ない場合は無記入）」に対する歯科医師の回答（件数）の割合。

参考文献11より引用

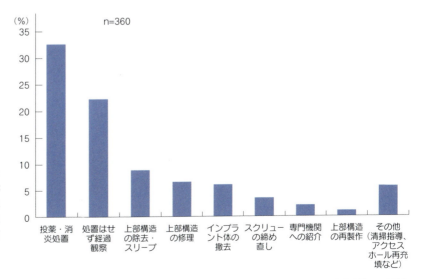

図12-7 インプラント体や上部構造に起きたトラブルへの対応

質問「訪問診療先でインプラント体や上部構造にトラブルが起きた際にはどのような対応を取りましたか？（ない場合は無記入）」に対する歯科医師の回答（件数）の割合。

参考文献11より引用

❶清掃困難、インプラント周囲粘膜炎、インプラント周囲炎への対応法

清掃困難、インプラント周囲粘膜炎、インプラント周囲炎は、訪問診療におけるインプラント偶発症の大多数を占めるため、ぜひとも歯科衛生士に熟知してもらいたい項目です。以下対応法を述べます。

原因は、清掃不良による感染物の付着ですので、通法に従いブラッシングを行うことで感染物を除去します。その際、軟性ブラシ、スーパーフロス、タフトブラシなどを使用します（図12-8～10）。患者さんは高齢であり多くが要介護の状態であることから、う蝕予防の観点から歯磨剤はフッ化物配合のものが推奨されます。しかし、インプラント体のチタンが腐食するという研究もあることから、フッ化物配合歯磨剤を使用する場合は、インプラント埋入部位以外の場所からブラッシングを開始し、フッ化物濃度を下げる方法が推奨されます[13]。

急性炎症、腫脹、排膿をともなう際には、まず全身的な薬物療法ならびに局所薬物療法を併用することになりますが、場合によっては全身状態や内服薬の種類によって、医科主治医との連携が必要になることもあります。

インプラント内縁上皮は、上皮付着のみでの接合のため一度感染に陥ると容易に炎症が進行します。そのため感染物除去を行うことが必須になります。症状が改善されない場合は、補綴物を外して清掃しなければなりません。以下、スクリュータイプでの外し方手順を示します。

❶アクセスホールのレジンを切削器具により外す
❷メーカー指定のドライバーにて内部スクリューを外す
❸直接インプラント体を目視し、インプラント体を傷つけないようにカーボンスケーラーやピーク材スケーラー、チタンスケーラーにて感染物を除去する
❹薬液による洗浄を併用する
❺消炎するまで上記を繰り返し、ヒーリングキャップにて消炎を待つ
❻出血がなく消炎と確認した後、再度内部スクリューにて再セットする

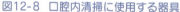

図12-8 口腔内清掃に使用する器具

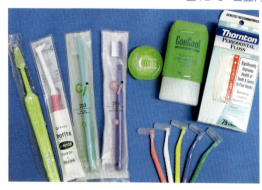
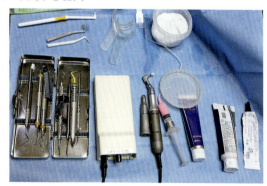

図12-9 インプラント部の清掃

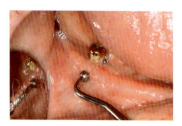
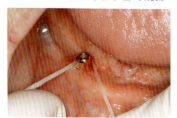
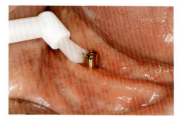

検査としてすぐにプローブを使うのではなく、ストッパーや指による排膿の確認を行い、出血、排膿がなければ、無理にプロービングはしない。タフトブラシやスーパーフロス等を使用して清掃を行う。

❷**前装部分等の破折への対応法**

通常であれば、除去しての修復になりますが、訪問診療という意味合いから、咬傷がないかを確認し、鋭利な箇所があれば研磨しての対応になります。

❸**上部構造の緩みと脱落への対応法**

上部構造装着には、大きくセメントタイプとスクリュータイプに分けられ、対処法が異なります。

[セメントタイプ]

骨レベルタイプの脱落か、粘膜貫通タイプの脱落かによって別れます。すなわち粘膜縁下深くに連結部を持つ骨レベルタイプの上部構造が脱落することによって、上部構造に付着していたインプラント周囲粘膜が収縮し、セット時に圧排が必要になることがあります。上部構造が粘膜の抵抗なく装着できればセット可能になりますが、抵抗があれば、一度ヒーリングキャップを装着し、粘膜からの抵抗をなくしセットしなければなりません。粘膜貫通タイプは、連結部が縁上にあることが多いため、この問題が少ないと言えます(図12-11)。

[スクリュータイプ]

スクリュータイプにいたっては、専用のドライバーが必要になりますので、インプラント埋入手術を施術した歯科医師に問い合わせ、メーカーを特定することが必要になります。

❹**アクセスホールのレジンの摩耗と収縮による漏洩への対応**

セット時、スクリュータイプは、スクリュー部分(アクセスホール)をレジンにて埋める必要があります。レジン収縮や経時的レジンの摩耗により隙間から細菌や唾液の漏洩が起こり、内部からの細菌感染によりインプラント周囲炎を引き起こすことがあります。その際は、レジンを除去し締結を確認したり、場合によっては補綴物を外し、再締結する必要があります。ここで注意しなければならないこととして、メーカーごとに内部スクリューの形態が違い、締めつけトルクが異なることです。違ったトルクで強く締めつけると内部スクリューが破損してしまいますので必ずメーカーに問い合わせてください。

❺**インプラント体の破折への対応法**

歯科訪問診療でのインプラント体の破折に対する治療は、観血処置になります。医科主治医と相談し、救急対応可能な病院口腔外科での対応になります。

図12-10 インプラント周囲粘膜縁下の上部構造の形態

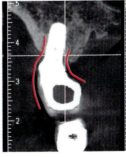
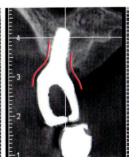

インプラント埋入方向や天然歯類似補綴物を製作することでカウントゥアーが大きくなるケースがあり、プロービングや清掃時には、このことを理解したうえで行う必要がある。

図12-11 連結部が異なるインプラント体

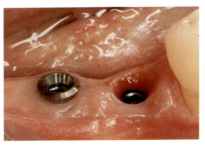
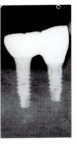
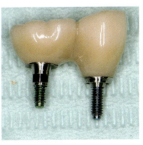

連結部が粘膜縁下か縁上かが確認できる。左が粘膜貫通タイプ、右が骨レベルタイプ。

普及が求められる「インプラントカード」

柴垣博一

2025年には、日本国内において100万本のインプラントを訪問診療でケアする必要があると言われています。2012年にアメリカ・アイオワ大学のロナウドらは[14]、フレイルに陥った高齢者のインプラントに対し、その価値と責任を投げかけています。

我国においても、歯科訪問診療におけるインプラントへの対応が遅れている現状があり、公益社団法人日本口腔インプラント学会もその対応として、「歯科訪問診療におけるインプラントのトラブル対応」のポジションペーパーを作成しました[15]。そして人工物を使用しての治療であることから、以下のことが早急に求められると言えます。

❶インプラントカードの普及
❷在宅移行、施設入居時の口腔内健診の徹底
　（歯科治療の既往の把握、前かかりつけ歯科医への資料提供依頼など）
❸インプラントシステム（メーカー）の確認

特にこれからは同職種間での連携と歯科材料既往歴の把握を普及させることが求められます。

インプラントカード（表面・裏面）

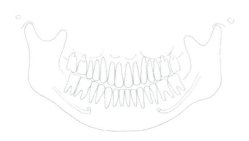

公益社団法人日本口腔インプラント学会ホームページより入手可能。

お役立ちコラム 5　歯科訪問診療で歯科衛生士がしてはいけないこと　片山繁樹

　歯科衛生士法第二条は、歯科衛生士の業務を「歯科予防処置」「歯科診療の補助」「歯科保健指導」と定めています。

　さらに、同第十三条の二には、「歯科衛生士は、歯科診療の補助をなすに当つては、主治の歯科医師の指示があつた場合を除くほか、診療機械を使用し、医薬品を授与し、又は医薬品について指示をなし、その他歯科医師が行うのでなければ衛生上危害を生ずるおそれのある行為をしてはならない。」と記されています。

　これは、**主治の歯科医師の指示があれば**、「診療機械を使用し、医薬品を授与し、または医薬品について指示をなし、その他衛生上危害を生ずるおそれのある行為をしてもよい」という意味になります。

　それでは、**歯科医師はなんでも歯科衛生士に指示してよいのでしょうか？**

　歯科医行為のうち、歯科衛生士が診療の補助として行うことができるものは「相対的歯科医行為」と呼ばれ、歯科医師自らが行うべき「絶対的歯科医行為」とは区別されていて、現在、**歯の切削、切開や抜歯などの観血処置、精密印象を採ることや咬合採得をすること**などは後者と考えられています（昭和62年「歯科衛生士の業務範囲についての調査報告書」）。

　さらに、歯科医師が歯科衛生士に歯科診療の補助を行わせるには、その歯科衛生士がその指示に応ずることのできる知識技能を持っていることが前提条件と考えられています。

　また、**エックス線撮影**については、診療放射線技師法第二十四条において、「医師、歯科医師又は診療放射線技師でなければ、第二条第二項に規定する業（放射線を人体に対して照射すること）をしてはならない。」と規定されていますので、歯科医師の指示があっても**歯科衛生士は行ってはいけません。**

　訪問診療においても（特に、口腔内のケア等で歯科衛生士単独のときなど）上記のような行為は絶対にしないように注意が必要です。

| トラブル発生時 | 訪問前 | 訪問中 | 訪問後 |

トラブル事例 13

keyword
独居
多職種連携

独居の患者さんに口腔清掃指導をしたが、ケアしていなかった!

患者：83歳／女性／要介護5
主訴：口の中が乾く
傷病名：パーキンソン病、高血圧症、水疱性類天疱瘡
服用薬：リポバス®（シンバスタチン）、ムコソルバン® Lカプセル（アンブロキソール塩酸塩）、アルダクトン®A（スピロノラクトン）、サアミオン®（ニセルゴリン）、タリオン®（ベポタスチンベシル酸塩）、フスコデ® 配合錠（鎮咳剤）
訪問先：居宅

解説：高田晴彦

未然に防ぐために

独居の患者さんに口腔清掃の指導をしても、ケアしていないことがあります。本人が理解できていない場合や、やる気がまったくない場合などその理由はいろいろあると思われますが、問題をそのままにするのではなく、本人をはじめご家族、担当ケアマネジャー、介護職に、口腔のケアの必要性がわかるようビジュアルで示す口腔のケア手順書を作成します。そして本人や介護・医療サポートを行う方々に、どのような所見でどのような治療計画かを伝え、協力をお願いします。そのうえで協力が得られない場合には、訪問間隔を短くしたり、できることをします。

58　困ったぞ！ こうなりたくない！ トラブル事例に学ぶ歯科訪問診療

患者さんや多職種に提供する「口腔のケア手順書」の例

平成23年12月24日
高田歯科医院

○○○○○様の歯科診療内容書および口腔のケア手順書
（いつも1、2の手順で行っています）

1．咀嚼筋、表情筋のマッサージ	咀嚼筋、表情筋の緊張を緩めるために、マッサージを行います。 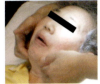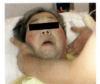
2．口腔のケア	マッサージによって十分ほぐれ、温かくなったところでモアブラシとアクアジェルを用いて、以下の手順で行います。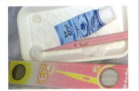 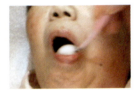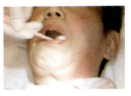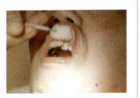 ❶口唇を濡らす。　　❷頬を膨らませるように、奥からかき出すようにマッサージ。　　❸口輪筋に沿って同じように内側からマッサージ。 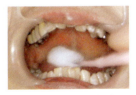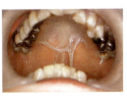 ❹口蓋部分も奥からかき出すように内側からマッサージ。　　❺口蓋部分についた乾いた痰や唾液の被膜を取り除く。写真では痰が垂れ下がっており、これを除去しないと乾燥し、口蓋に貼りついてしまう。
3．経過	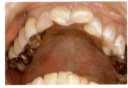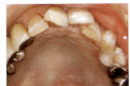 左写真：平成23年11月8日 右写真：平成23年12月20日 写真を比べると著しくきれいになっています。この状態を維持できるようにケアをしてください。

トラブル発生時　訪問前　訪問中　訪問後

トラブル事例 14

keyword
認知症
暴力

認知症の患者さんから
暴力をふるわれた！

患者：83歳／女性／要介護3
主訴：噛めない
傷病名：高血圧症、アルツハイマー型認知症
服用薬：アリセプト®（ドネペジル塩酸塩）

トラブル発生状況

認知症の患者さんの口腔をケアしているとき、患者さんが急にパンチをしてきてヒヤリとしました。

解説：高田晴彦

未然に防ぐために

ケアの際に口を開けなかったり、噛まれたり、拒否したりするため、開口器などを使用したり、手足を抑えようとしたりするかもしれません。しかしそれらは、患者さんにより拒絶を強いることになります。認知症の患者さんとのおつきあいは、「ユマニチュード®」が有効です[16, 17]。

ユマニチュード®とは、ケアする人は何者かという哲学に基づく、フランス人のイヴ・ジネスト氏とロゼット・マレスコッティ氏によって作り上げられた認知症のケア技法です。❶見る、❷話す、❸触れる、❹立つという4つのコミュニケーションを柱とし、150を超える技法から成り立っています。

もっとも大切なこととして2014年2月5日に放送されたNHK『クローズアップ現代：見つめて 触れて 語りかけて～認知症ケア"ユマニチュード"～』でジネスト氏は次のように語っています[18]。

――私たちは友人である、そして人間であるということを、感じてもらう
――ケアをする側とケアをされる側の、絆が中心

以下にその技法を少し紹介します。

❶見つめる

認知症患者さんは視野が狭くなっています。目線を合わせ、できるだけ近くで長く見つめます。視界に入りにくい横や後ろから声をかけない、遠くから目を合わせ、声かけをしながら少しずつ近づきます。また、マスクをしていると、こちらの表情がわからず警戒されてしまいます。表情も笑顔を作ることは言うまでもありません。

❷話す

ケアをする際に心地よい言葉で話しかけます。

❸触れる

突然腕をつかんだり、無理やり立たせようとしてはいけません。立ち上がらせたり、体を動かしたりするときは、手首をつかむのではなく、下から支えるように腕を取ります。

❹立つことを支援する

できるだけ立つことで人の尊厳を自覚します。

60　困ったぞ！ こうなりたくない！ トラブル事例に学ぶ歯科訪問診療

6

患者さんにこんな兆候がみられたら脳卒中かも？
各自が適切な対応を！

宮本智行

　平成26年度厚生労働科学研究費補助金地域医療基盤開発推進研究事業「歯科診療所における恒常的な医療安全管理の基盤構築に関する研究」において作成されたサンプル事例を一部改変して紹介します。

　事例にあるCPSS（cincinnati prehospital stroke scale）とは、脳卒中を判断する際の指標です。顔面下垂・上肢の脱力・言語障害の3つの指標からなり、顔面下垂・上肢の脱力・言語障害のうち1つでも異常がある場合、脳卒中である確率が72%あると言われています。

　歯科訪問診療先で今までに問題なかった患者さんが、この事例のような兆候が少しでも認められたら、訪問スタッフの各位がしっかりとした知識を持ち、緊急時には救急搬送を考慮することをつねに念頭においておく必要があります。

事例
[発生日時] ○○年3月11日11時ごろ
[当事者および関係者]
　茶：茶水花子（歯科衛生士、経験および勤務年数2年）
　山：山上天一（歯科医師・院長、経験年数25年、開業年数18年）
　丸：丸内桜子（医療事務兼運転手、勤務年数18年）
[患者]
　患：清○ヨ○（80歳代女性、高血圧症、糖尿病、心房細動などあり、要介護1）

訪問先にて

茶　清○さん、今日は歯のお掃除をさせていただきました。お疲れ様でした。
患　いつもありがとう。お昼は食べて大丈夫かしら。（立ち上がろうとするが、座る。）
茶　お食べになってくださいね。でも、その後に歯磨きを忘れないでくださいね。
患　いつも夫の面倒を見てくれてありがとう。
茶　お大事になさってくださいね。来月またおうかがいしますからね。
患　ありがとう。（立ち上がろうとするが、また座る。）
茶　清○さん、大丈夫ですか。
患　大丈夫。（立ち上がろうとするが、右に傾いて、また座る。）
茶　そういえば、清○さん、顔色が悪いですよ。（顔面蒼白となる。）
茶　清○さん、笑ってみて。（患者の右口角が下がり表情が引きつって見える。）
茶　清○さん、手を挙げてたままにしてみて。（患者の両手を前方に挙げるが、右手がすぐに垂れてしまう。）
茶　山上先生、山上先生、大変です！CPSSで右上肢の脱力を認めます！（隣室にて認知症の患者[夫・要介護4]を診察中の歯科医師に大声で叫ぶ。）
山　清○さん、大丈夫ですか。丸内さん、救急！119番。大至急お願いします！

顔面下垂

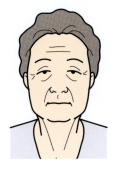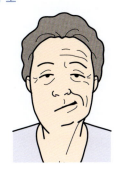

一側上肢の筋力低下（右腕）

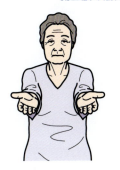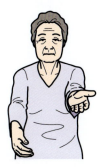

訪問前　訪問中　訪問後
トラブル発生時

トラブル事例 15

keyword
認知症

何事にもこだわりが強い認知症の患者さんの口腔内のケアが進まない!

患者：83歳／男性／要介護5
主訴：噛めない、飲み込めない（誤嚥性肺炎の予防）
傷病名：敗血症、播種性血管内凝固症候群（DIC）
訪問先：居宅

解説：高田晴彦

未 然 に 防 ぐ た め に

❶口腔のケア手順書を作成する

　ブラッシングでも食事前の準備運動でも、訪問したときだけ行うのであれば、いつまでたっても効果は上がりません。食事の前の準備体操であれば同じ時刻に同じ時間、ルーティンに行うことが第一です。小規模多機能施設やグループホームなどの施設では、必ずルーティンとして行います。患者さん宅であれば、写真入りの簡単な手順書を作り、絶えず同じ方法がとれるようにしておきます。ご家族や関与している介護職などがそれを見てできることが大切です（15、59ページ参照）。

❷認知症患者さんの基本的な接し方を把握しておく

❶決して恐いこと、嫌なことをしていないですよということを感じられる対応をします。
❷気もちよいことと認識していただくために、口腔の

ケアをした後に「さっぱりしましたね」など変化を伝える言葉を加えます。
❸顔、首のマッサージ等を行い、リラックスしてから、口腔のケアに入ります。
❹患者さんが認識して慣れるまでは、あまり無理強いをしません。
❺ケアのめどが立つまでは、許されるのであれば週1回行い、その変化を写真で記録します。
❻改善されたと認識できたら、週に1回〜2週に1回と期間を開けて、適切な訪問の間隔を見定めます。
❼ご家族や関与している介護職などが絶えず同じ方法ができるように、手順書を準備します。
❽認知症のステージ等により関わり方が異なることを、介護職または医療関係者に伝えておきます（21ページ参照）。

62　困ったぞ! こうなりたくない! トラブル事例に学ぶ歯科訪問診療

トラブル事例 **16**

keyword
認知症

認知症の患者さんが口腔内のケアを拒否してなかなか進まない!

トラブル発生時 ／ 訪問前 ／ 訪問中 ／ 訪問後

患者：80歳／女性／要介護4
主訴：噛むと痛い
傷病名：アルツハイマー型認知症
訪問先：特別養護老人ホーム

トラブル発生状況
口腔内の専門的ケアのために訪問しましたが、指示はほぼとおらず、意思疎通は不可能でした。

解説：浅野倉栄

未然に防ぐために

❶通常より多いスタッフ数でケアを行う

　認知症患者さんの中には、開口拒否や暴力行為をする患者さんもいます。ケアを行ううえでの必要なマンパワーは、❶体動を抑えるスタッフ、❷バキュームにより口腔内の水分を吸引するスタッフ、❸ケアを行う術者と、通常のケアに比べ多くの手が必要になります。認知症の進行した患者さんを対象とする場合には、ケアを行うためのスタッフ数、通常の所要時間より長い時間を要することを想定した対応が必要です。

❷使用するケア用品を工夫する

　開口拒否が強い方へのケアでは、図のような開口保持のための器材を利用して行います。

> **POINT** 必要なスタッフ数や器材などの準備を徹底するために、事前に医療情報を入手しておきます。拒否や暴力行動に対応するために、場合によっては施設職員の助けを借りることも考慮します。

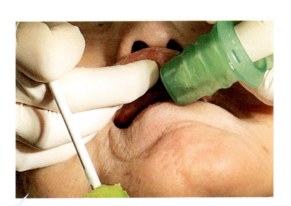

> **POINT** 指示がとおらないため、口腔内へ不用意に指を入れることは危険です。指の挿入は口腔前庭までにとどめます。

トラブル事例 17

keyword
認知症
誤嚥

認知症の患者さんの口腔内をケアする際に、誤嚥させてしまいそう！

トラブル発生時　訪問前　訪問中　訪問後

患者：91歳／女性／要介護5
主訴：誤嚥性肺炎の予防
傷病名：認知症
訪問先：居宅

トラブル発生状況
なかなか口を開けてくれない認知症患者さんの口腔を1人でケアしているときに、誤嚥させてしまいそうで恐いです。

解説：高田晴彦

未然に防ぐために

❶水を用いなくてもよいケア用品を使用する

　口腔内のケアは、やり方によっては誤嚥させてしまうことがあります。誤嚥しやすい場合は、シリンジ等で水をかけるのではなく、水なしジェルを塗布し、ケアするごとに吸引します（26ページ参照）。

❷訪問診療の場には複数名で行動する

　口を開けなかったり、口は開けるもののすぐ閉じたり、急に動いたり、予測のできない状態はままあるものです。このような患者さんの場合、1人でケアすることは危険です。予測のできない行動をする患者さんの安全なケアを行うために、歯科訪問診療の所要人数は少なくとも3人必要です。

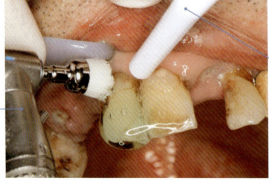

首枕を介して患者さんの背後に回り、ヘッドレストの役目をする人

アングルワイダーや開口器を使いながらケアを行う人

バキュームとシリンジ、歯間ブラシで排除された残渣や、ジェルを塗布し、ケアしたところを吸引する人

お役立ちコラム 7　歯科訪問診療の所要人数は、最低でも3人が望ましい

高田晴彦

　訪問診療での患者さんは何らかの全身疾患を複数抱えている場合が多く、ただ急性期を脱している状態にすぎないので、何かのきっかけにより急性期化することが考えられます。そこで、歯科訪問診療や口腔のケアを安全に行うには、

❶言葉でのやり取りができるか否か、認知度の程度による患者さんの協力が得られるか
❷座位がとれるのか、寝たきりなのか
❸座位がとれても、高さは確保できるか（低い位置だと術者の腰を痛めやすい）
❹体の拘縮などで、とれる体位に制限があるのか
❺開口状態を患者さん本人が維持できるか
❻パーキンソン病のように疾病による振戦や、不意の動きはないか

などを考慮しなければなりません。そしてこれらが、歯科診療の難易度を決定するといっても過言ではありません。また、このようなことから1人で行う口腔のケアは、ケアが単にやりにくいということだけでなく、何よりも誤嚥、または粘膜や歯への損傷、体調の急変を来しかねません。

　そこで、

❶**歯科治療や口腔のケアを行う主たる術者**
❷**誤嚥を防ぐためにケアを行う、その都度吸引を行う介助者**
❸**患者さんの体位をコントロールしたり、器具等の手渡しをする介助者**

の3人体制が最適なのです。

　さらに訪問での口腔内のケアにおいては、患者さんに体に触られそうになったり、触られたりする、ということを時に耳にします。ケアを単独で行うリスクについては前述したとおりですが、この場合も3人体制であれば、1人が患者さんの両手をそっと握ることで防ぐことができます（前ページ図参照）。

お役立ちコラム 8　拒否の強い人ほど専門家の助けが必要

浅野倉栄

　昨今では、日常の介護業務の一環として食後の口腔内のケアを行っている介護施設が多くなりました。しかし、拒否の強い入居者への介護職によるケアは、不十分になってしまうことも稀ではありません。拒否の強い方ほど、専門職による適切な専門的ケアが必要です。たとえば介護職による日常の口腔内のケアでは行き届きにくい最後方歯付近や舌側面、隣接面などは、特に念入りな汚れの除去を行いましょう。

　患者さんの口腔内の状況により、ケア用品も変わります。残存歯がなければ、スポンジブラシや舌ブラシのみで可能ですが、残存歯が多ければ、歯ブラシだけでなく歯間ブラシやデンタルフロスが必要不可欠です。歯科医療職から介護職へのケア用品のアドバイスも大切です。

トラブル発生時　　訪問前　　訪問中　　訪問後

トラブル事例 18

keyword
誤飲
準備不足

ポリッシングをしていたら
チップが破損して
誤飲してしまった！

解説：片山繁樹

直後の望ましい対応

● ただちに顔を横（落下側）に向け、そのまま頭を拳上させないで床面へ向けさせ、喀出を試みる
● 舌を引っ張り下げ、強い咳を誘発させ、吐き出させる
● 口蓋垂に触って吐き気を誘発させ、吐き出させる

POINT　「誤飲・誤嚥」は訪問診療のみならず、日常診療においても頻繁に起こるトラブルです。訪問診療の患者さんは、高齢者が多く、嚥下機能も低下している方が多いので、より一層の注意が必要です。

　誤飲・誤嚥の対象となるものは、インレー、クラウン、ブリッジ、義歯などの修復物・補綴物のみならず、バーやリーマー、縫合針、インプラント器具（ドライバー・ヒーリングキャップ）等までさまざまです。

口腔外に排出されない場合

喉頭や声門にある場合

　声がかすれ、吸気性の呼吸困難を起こします。気管分岐部に入ると笛のような音が聞こえます。状況により、救急搬送、もしくは病院を受診させます。その際、歯科医師、もしくは状況や異物の内容・形状等を説明できるスタッフを同行させます。

食道に入ったと思われる場合

　無理に吐かせようとせず、自然に胃に入るのを待ちます。医科診療所もしくは病院を受診させ、精査、経過観察等を依頼します。エックス線写真で異物の位置を確認してもらい、後日、排出されたかどうかの確認までお願いします。

未然に防ぐために

❶ 物が口の中に落ちても飲み込まないように、患者さんに前もって指示しておく
❷ 修復物を確実に把持する
❸ 口腔内の試適物から安易に手を離さない
❹ ブリッジの場合には、フロスでポンティック部を結んでおく
❺ 合着後は、しばらく食事を禁止させる
❻ 治療時、顔を少し横に向けてもらい、口腔内に落としても頬のほうに落ちるようにする
❼ 機能障害のある患者さんの場合には、特に誤飲しやすいため、細心の注意を心がける

困ったぞ！ こうなりたくない！ トラブル事例に学ぶ歯科訪問診療

医事紛争の原因とその内訳

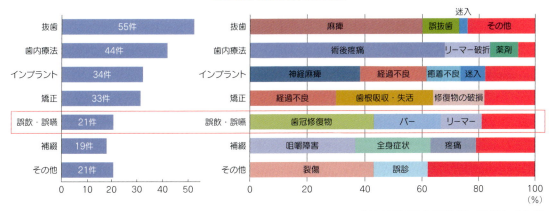

（神奈川県歯医事処理検討部会、平成21〜25年度）

エックス線写真で確認した異物の位置

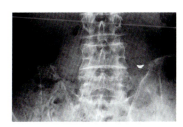

メタルインレーの誤飲。1週間後に再度エックス線写真を撮り、排泄を確認した。

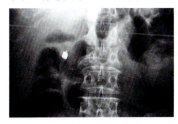

メタルクラウン（コアごと）の誤飲。1週間後に再度エックス線写真を撮り、排泄を確認した。

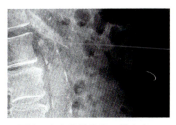

上顎第三大臼歯抜歯後の縫合中に、持針器から縫合針が脱落し、誤飲させてしまった。正面からは写らなかった。5日後にエックス線写真を撮り、排泄を確認した。

POINT 異物を飲み込ませてしまった場合は、必ずエックス線写真での確認（排泄の確認も）が必要です。抜歯した歯が食道に落下したものと安易に判断して検査・処置を怠ったところ、後日激しい咳が止まらなくなり、喀血し、病院で気管支内に歯が発見されたという事故が報告されています。

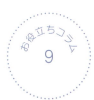

お役立ちコラム 9 「誤嚥」と「誤飲」の違い

高田晴彦

「誤嚥」とは、食べたり飲んだりした飲食物が、食道ではなく気管に入ってしまうことです。嚥下反射が低下していたり、飲み込む力が弱かったり、飲み込むための神経のはたらきが悪いなどの場合に起こります。

一方「誤飲」は、飲食物ではない異物を飲み込んだことを指します。特に乳児の誤飲事故では、たばこ、蓋、化粧品、ボタン型電池、玩具などがあります。

歯科臨床の場面では、インレーやクラウン、時には義歯の誤嚥が報告されています。

トラブル発生時 —— 訪問前　　訪問中　　訪問後

トラブル事例
19

keyword
**針刺し事故
感染管理**

局所麻酔中に
自分(歯科医師)の指に
針が刺さってしまった!

患者：83歳、男性、要介護2
主訴：左下が痛い
傷病名：脳梗塞(左片麻痺あり)、心房細動、
C型肝炎、高血圧症、前立腺癌
服用薬：ブロプレス®(カンデサルタンシレキセチル)、
イグザレルト®(リバーロキサバン)
家族構成：妻77歳、長男52歳(独身)、計3名
訪問内容：下顎左側犬歯の抜髄、下顎義歯調整
訪問先：居宅

トラブル発生状況

左手で口唇を圧排しながら患部に局所麻酔を行っていたところ、急に患者さんがむせこみました。その直後に注射針を抜きましたが、自分の左手人差し指に針を刺してしまいました。

直後の対応

　グローブを外し、針刺し部位を流水下で数分間、水洗しました。患者さんの血液を採血し検査することについて理解が得られたため、担当の内科医に連絡を取りました。無事、抜髄処置を終え、これらの経緯について事務担当者から速やかに院長に報告。針を刺した歯科医師については、歯科医院と連携のとれている近隣の内科医院を受診して血液検査等(HCV抗体、HCV RNA検査、肝機能検査)を行い、半年間は経過を観察する必要があると指示を受けました。後日、担当歯科医師はインシデント報告書を作成。スタッフミーティングの際に報告し、院内での再発防止策を検討しました。

解説：宮本智行

事故を防ぐために

　一般の歯科診療においては、針刺し等の血液・体液曝露事故を防ぐために、器具の準備から廃棄までの5つの歯科診療の状況において留意するべきであるとされています。図19-1にその概略を示します。

　しかしながら、このような使用済みの注射針などによる針刺し事故は、つねに起こりうることで、歯科訪問診療中に発生したときの手順については、必ず事前に決めておく必要があります。

　今回の提示した事例は架空の設定ではありますが、図19-1 (❹)「注射の際に患者さんが動かないように指示」をしていたとしても、防げなかったかもしれません。歯科訪問診療を受ける患者さんはさまざまな全身的な基礎疾患を有していることも多いと思います。局所麻酔時に患者さんが動いたり、容態が急変することもあり、歯科衛生士を同伴している場合は、必ずアシストをしてもらいましょう。

　針をもったら、慌てないで! つねに冷静に!

68　困ったぞ! こうなりたくない! トラブル事例に学ぶ歯科訪問診療

事故発生後の望ましい対応

　我国のすべての歯科診療所においては、院内感染対策指針などの医療安全管理が義務付けられていることは、すでにご存知かと思います（良質な医療を提供する体制の確立を図るための医療法等の一部を改正する法律の一部の施行について、平成19年3月30日厚生労働省医政局長）。歯科訪問診療においても、針刺し事故が起きた場合のマニュアルを作成しておき、皆に周知をしておくことが必要です。
　ここに、簡単なフローチャートを示します。

```
針刺し事故発生
    ↓
患部を流水下でよく洗う
    ↓
患者さんの同意のうえ、
患者さんと被害者の採血、医師の診察
    ↓
個々の状況に応じた処置
    ↓
記録・報告書作成
```

　万が一、針刺し事故をしてしまった場合の1回の針刺しで感染してしまうおよそのリスクは、HBV（B型肝炎ウイルス）で2〜40％、HCV（C型肝炎ウイルス）で3〜10％、HIV（ヒト免疫不全ウイルス、human immunodeficiency virus）で0.2〜0.5％であると言われています。
　曝露源がHBs抗原陽性の場合は、受傷者のHB抗体が陰性であるならば、48時間以内に高力価抗HBsヒト免疫グロブリン（HBIG）の接種をし、1週間以内にHBワクチン（B型肝炎ワクチン）を接種します。その後、1および6ヵ月後にもHBワクチンを追加して計3回接種し、血液検査を行い経過観察する必要があります。一方で、曝露源がHCV抗体陽性の場合は、現時点でHBVのように感染を予防できる手段はないため、内科専門医の診察を受けて定期的に経過観察を受けることとなります。
　次に、曝露源がHIV抗体陽性の場合は、速やかに（およそ2時間以内）、ツルバダ®およびアイセントレス®などの曝露後予防薬を内服すべきです。地域のエイズ診療拠点病院等に常備されているので、事前に確認が必要です。

図19-1　針刺し事故防止のための留意点

❶器材の準備
　注射器は底の深い別の小トレーに分けて用意する

❷リキャップ
　注射針（局所麻酔用）をリキャップするときは、片手ですくいあげるように行う

❸針の着脱のとき
　注射器から針を外す際にキャップが外れないようにする

❹注射器取扱
　❶手袋の装着
　❷足元の保護（サンダルは×）
　❸注射の際に患者さんが動かないように指示
　❹注射器の受け渡しの際はリキャップしておく
　❺明るい場所で作業
　❻裸針のついた注射器の受け渡しは、原則しない

❺針を廃棄するとき
　感染性廃棄物として適切に処理する

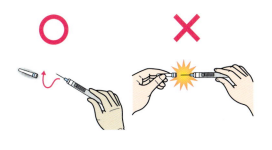

参考文献19より引用改変

お役立ちコラム 10
歯科訪問診療時、きちんと手洗いしていますか？

宮本智行

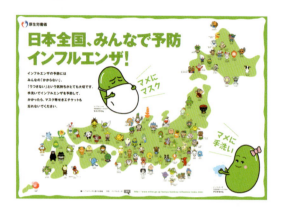

　これは厚生労働省の啓発ポスターですが、感染予防の3原則として、❶病原体の除去、❷感染経路の遮断（標準予防策の適応）、❸宿主の抵抗力増強（予防接種）があります。基本に忠実に、チームの全員が励行する必要があります。

　あなたの歯科訪問診療に従事する1人ひとり、全員がHBVの予防接種をしていますか？

　さて、HBs抗原陰性でHBs抗体陽性例はHBVの既往感染とされ、臨床的には治癒の状態と考えられてきましたが、このような既往感染例でも肝臓などで低レベルながらHBV-DNAの複製が長期間持続することがわかってきました。近年、化学療法や免疫療法などの進歩にともない、多様な抗癌剤や免疫抑制剤などの治療を在宅で受けている患者さんもいることと思います。稀なこととはいえ、HBVが急激に増殖し致死的な重症肝炎に至る症例もありますので、注意が必要です。

　また、厚生労働省の全国統計では、2017（平成29）年末の時点で、HIV感染者（HIVに感染しているがAIDSを発症していない）が19,896人、AIDS患者が8,936人、合計では28,832人（前年度より1,389件増加）となっております。HIV感染は慢性感染症で、近年の抗HIV療法の進歩により感染者の予後が改善された結果、早期治療を開始した感染者は健常者と同等の生活を送ることができることとなりました。繰り返しますが、HIV感染＝AIDS（後天性免疫不全症候群、acquired immunodeficiency syndrome）ではありません。一方で、感染者の高齢化にともない、在宅での長期療養の環境整備等が必要となり、さらに歯科訪問診療を行う機会が増大してくることが想定されます。

HIV感染症の自然経過

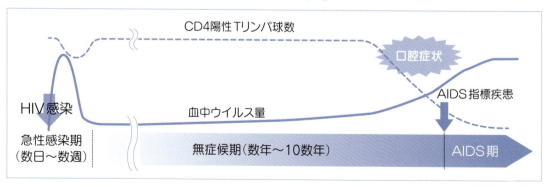

参考文献20より引用

トラブル発生時 　訪問前　　訪問中　　訪問後

トラブル事例 20

keyword
環境

病室内でポータブルユニットで口腔内のケアをしていると、同室の患者さんからうるさいと怒られてしまった!

患者：85歳／女性／要介護5／寝たきり
主訴：歯ぐきが腫れた
傷病名：脳梗塞後遺症
訪問先：4人部屋病室

トラブル発生状況

依頼を受けて病院への訪問診療を行いました。病室内のベッド上で口腔内のケアを始めると、同室の入院患者さんから「うるさいから止めてくれ」と苦情が入りました。

直後の対応

診療中止の訴えを受けた直後に、診療を一時止めました。その後は、本事例を病院側へ報告し、次回訪問時の周囲への対応の参考としました。

POINT 速やかに吸引装置を止め、同室の患者さんからの訴えを聞き入れます。入院患者さんとのトラブルは、訪問依頼先の病院との信頼関係を損ねることにつながりかねません。

解説：浅野倉栄

未然に防ぐために

ポータブルユニットは、どの機種でも吸引装置の作動音などが出ます。したがって複数人が同室の病室では、周囲への十分な配慮が必要です。

可能であれば、ベッドから車椅子へ移乗して、病院の同フロアー内のデイルームなどで歯科治療を提供することで、周囲への配慮や治療しやすい環境を確保できます。

なお移乗時は、転倒による受傷に細心の注意を払い、必要に応じて病院スタッフへ介助を頼み、転倒のリスクを回避しましょう。とはいえ病院や施設では、慢性的なマンパワー不足を生じている場合もあるので、病院スタッフによる歯科診療の補助をお願いできないこともあります。事前に移乗の補助について相談しておきましょう。

PART2 トラブル予防&発生時のために知っておこう! 事例でみる対応法　71

トラブル発生時 | 訪問前 | 訪問中 | 訪問後

トラブル事例 21

keyword
物損

義歯製作のための咬合採得時、咬合床軟化中にカーテンをこがしてしまった！

患者：82歳／男性／要介護5／寝たきり
主訴：入れ歯を作ってほしい
傷病名：大腿骨骨折
家族構成：妻（80歳）、2人暮らし
訪問先：居宅

トラブル発生状況

担当ケアマネジャーからの依頼で訪問。義歯製作のための咬合採得時に、ガストーチを用いて咬合床を軟化中に、カーテンをこがしてしまいました。その場で気がつき、火が移っていないことを確認し大事には至りませんでした。

直後の対応

カーテン等へ引火していないことをすぐに確認しました。訪問先を出る際にカーテンをこがしたことを報告し、謝罪しました。ご本人、奥様は若干の認知機能の低下もあり、後日、ケアマネジャーへも報告しました。

POINT どんな些細なことでも、訪問先のご家族や訪問先施設、ケアマネジャーへの報告を怠らないことです。

解説：浅野倉栄

未然に防ぐために

　訪問診療の現場には引火物が多く、火災防止のための細心の注意が必要です。日常の外来歯科診療では、咬合床軟化のためにガストーチ等の火を用います。しかし診療室外の訪問先では、ベッドサイドなどにカーテン、枕、毛布等の可燃物が多く、使用する器材の変更を考慮する必要があります。
　対策として、熱湯を保温器具に入れて持っていくことで、火を使用せずにワックスを軟化することができ、火災の防止につながります。

咬合床軟化のために熱湯を使用

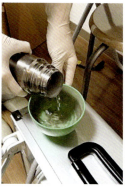
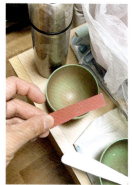

72　困ったぞ！こうなりたくない！トラブル事例に学ぶ歯科訪問診療

トラブル事例 **22**

keyword
指導不足
多職種連携
服薬

服薬指導や注意事項を伝えても患者さんに理解してもらえなかった！

患者：83歳／男性／要介護5
主訴：歯が取れた
傷病名：労作性狭心症、糖尿病
服用薬：ノルバスク®（アムロジピンベシル酸塩）、グリコラン®（メトホルミン塩酸塩）
訪問先：居宅
その他：服薬治療中だが、薬を飲んだり飲まなかったりで血糖のコントロールができていない

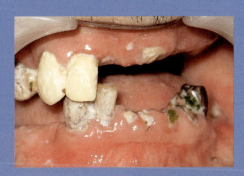

トラブル発生状況
含嗽剤や口腔用の軟膏が処方された際に、使用方法や使用上の注意を説明しますが、患者さんはそれらを守って使用していませんでした。

解説：高田晴彦

未然に防ぐために

❶ご家族に服薬管理をお願いする
❷ご家族が対応できない場合は、担当ケアマネジャーをとおしてお願いする

　歯科的疾患では急性症状や観血処置の前後に、抗菌剤や鎮痛剤を処方することがあります。服薬の管理をご家族にしていただければ一番よいのですが、不可能な場合、担当ケアマネジャーをとおして対応します。地域では介護や医療サポートのコーディネートを担当ケアマネジャーがしています。

❸錠剤を粉剤にする場合は訪問薬剤師に依頼する
　薬を処方しても胃ろうなどにより錠剤が飲めないときは、錠剤を粉剤にする必要があり、通常ご家族が行います。施設等に入所しており、施設職員が粉剤にしたり、分包したりすることはできません。そこで、分包や服薬の工夫を担当の訪問薬剤師に依頼します。訪問薬剤師についてもケアマネジャーをとおして連絡を取ります。もし担当薬剤師がいないときは、ケアマネジャーをとおして探します。

❹誰が見てもわかるような写真入りのマニュアルを作成する
　含嗽剤や口腔内軟膏などの使用法や使用上の注意事項を話しても理解していただけないときは、写真入りのマニュアルを作り、誰が見てもわかるようにすることも工夫の1つです。

トラブル発生時　　　　訪問前　　　訪問中　　　訪問後

トラブル事例
23

keyword
**家族連携
連絡不足**

訪問中に患者さんの
ご家族が入浴し始めたため、
歯ブラシを洗いに
洗面所に行けなかった！

患者：74歳／女性／要介護5
主訴：入れ歯が合わない、食事ができない
傷病名：腟腫瘍、脊髄等骨転移、下半身麻痺
訪問先：居宅

トラブル発生状況

息子さん（独身）が同居しているのですが、患者さんについてまったく関心がなく、体調などの話も聞くことができません。あるときは、訪問中に息子さんが入浴し始めてしまい、歯ブラシを洗いに洗面所に行くことにも困りました。

解説：高田晴彦

未然に防ぐために

❶事前にケアマネジャーから患者さんやご家族などの情報を得ておく

　訪問診療をすることになったら、誰がどのように介護や医療サポートを担当し、スケジュールがどうなっているかを、担当ケアマネジャーや居宅サービス計画書で確認し一覧表を作っておきます。

❷訪問前に事前連絡を入れる

　訪問日が決まったら、患者さんやご家族はもちろんのこと、担当ケアマネジャーに訪問時刻、処置内容、所要時間を伝えておきます（16ページ参照、居宅での歯科治療は後方支援が前提）。また、毎回の訪問時には、少なくとも前日に体調をうかがっておくことです。診療室でも、体調がすぐれない患者さんや、キャンセルが多い患者さんでは、アポイントの確認電話をしているはずです。ましてや、内科的疾患を抱えた訪問診療の患者さんは、急性期を過ぎて現在安定しているとはいえ病態は不安定です。病態が悪くなるかもしれません。前回の訪問時には何でもないと思われたのに、急に不幸に見舞われたことも経験しました。前日に患者さん、担当ケアマネジャー等に訪問の旨を確認しておけば、患者さんのお宅にう

かがって不幸を知ることはありません。したがって少なくとも訪問する前日には、体調確認の意味も含めて連絡することをお勧めします。

❸女性患者さんや認知症の患者さん、独居老人の場合、1人で訪問しない

　どんな処置をしたのか、どんな注意や指導をしたのか、ましてや治療費の支払いなどのお金のやり取りは、第三者が立会うことで、あらぬ疑いや勘違いを防ぐことになります。

❹ご家族と同居している場合、ご家族の生活に支障が出ないよう配慮する

　ご家族の食事時や入浴時などがこれにあたります。そして訪問する曜日、時刻、時間を事前に同居家族に伝え、調整、確認しておくことです。

❺非協力的なご家族であれば、ケアマネジャーに頼る

　ご家族が同居していても、患者さんの健康状態や歯科的問題に無関心な場合、聞いてもわからないことが多いです。ご家族から情報が得られないのならやはり担当ケアマネジャーに聞きます。ケアマネジャーをとおし、ご家族の意向やどの程度我々が関わった

居宅サービス計画書から患者さんに関わる多職種の情報を得る

らよいのか、話をつけておいてもらいます。何でもかんでも1人で抱え込まず、"餅は餅屋"でそれぞれの役割を利用してください。

❻時には、アポイントや処置内容を変更することもある

前日の電話連絡の際に問題がなくても当日の状態を観察し、処置が可能かどうかを判断するのは我々です。また「今日は体調が悪いから治療を止めてほしい」という患者さんやご家族からの訴えがある場合もあります。アポイントの変更は、やむをえない場合もあることを認識しておきましょう。

こんなトラブル防止のためにも！

- 訪問予定日に行ったら、体調が悪いため、治療を断られた！
- 訪問予定日に行ったら、多職種とダブルブッキングになった！
- 訪問予定日に行ったら、患者さんはすでに亡くなっていた！

夜間は、訪問を避ける

高田晴彦

患者さんの1日のスケジュールを把握していないと、訪問した際に食事中だったり、すでに就寝していたりし、生活リズムを崩すことになります。また、万が一不測の事態が起きた場合、夜間では、医科主治医との連絡や、搬送等の素早い対応をするスタッフもいないことが考えられます。患者さんの生活リズムを崩さない、不測の事態に無理なく対応するためにも、夜間の訪問は避けます。

トラブル事例 24

keyword
医療者の体調管理

訪問前　訪問中　訪問後
トラブル発生時

処置をしているときに腰痛になってしまった!

解説：浅野倉栄

未然に防ぐために

歯科訪問診療では、診療室での外来診療に比べ無理な姿勢での診療機会が増えます。一般成人に比べ、歯科医師の腰痛発症の割合が多いことはすでに多くの報告がありますが[21]、訪問診療の現場ではさらにその傾向が増すことが予測できます。

診療室では水平位診療が基本であり、一般的に術者は椅子に座った状態で診療を行います。しかし歯科訪問診療の現場では、リクライニングしない車椅子などのハード面の問題や、口腔機能の低下した高齢者の誤嚥防止のための安全対策などの理由から、歯科医師が無理な姿勢をとる機会が増えます。そこで筆者は、腰を曲げる角度や回数を減らすため、開脚あるいは膝を屈伸して患者さんと目線を合わせた姿勢をとって、腰痛防止に努めています。

ポジショニングにも工夫が必要で、9時から1時の術者のポジションにかぎらず、対面した6時の位置からの診療も試みます。コルセットなどの補助器具の使用や、大型ミラーを使用したミラーテクニックも試してみるとよいでしょう。

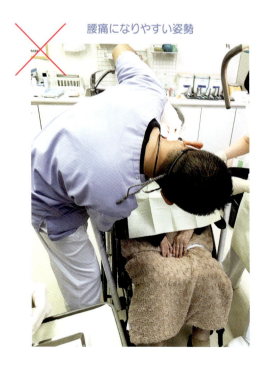

腰痛になりやすい姿勢

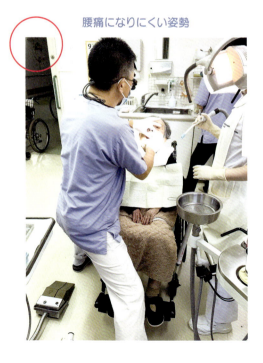

腰痛になりにくい姿勢

お役立ちコラム 12 歯科訪問診療で知っておきたい「労災」のこと

宮本智行

こんなケースでは、労災はおりるのでしょうか？

- 訪問先で、咬合採得にあたり、臥床中の患者さんの上体を、1人で起こそうとしたところ、腰部に激しい疼痛があった。整形外科を受診し、腰椎圧迫骨折と診断された。

- 患者さんの口を開けようとしたところ、患者さんが女性歯科医師の指を噛んでしまった。認知症などを有する高齢の患者さんで、2人がかりで患者さんを開口させたが、担当歯科医師の指が解放骨折してしまった。

労災保険制度（以下、労災）とは、労働者の業務上の事由または通勤による労働者の傷病等に対して必要な保険給付を行い、あわせて被災労働者の社会復帰の促進等の事業を行う制度です。歯科診療所に勤務する歯科医師や歯科衛生士などのすべての職員は、一労働者という立場もありますので、職種を問わず労働者であればアルバイトやパートタイマー等の雇用形態であったとしても認められます。

労災の対象疾患は時代とともに改定され、現在は「職業病リスト」として制定されています（表⑫）。

歯科訪問診療では、患者さんが有病者や障害者などの場合も多いことと思います。日本障害者歯科学会医療安全管理委員会のアンケート調査におけるインシデント等事例（総数99例）によれば、患者（家族）らとのトラブル・院内暴力として、前腕受傷、指や下肢骨折、頭突きによる胸骨骨折など、職員が受傷した事例が4例報告されています[22]。このような業務上の負傷に起因する疾病に関する事例については、労災の適応を考慮することとなると思います。

表⑫　職業病リスト（労働基準法施行規則（昭和22年厚生省令第二十三号）別表第一の二、一部抜粋）

一	業務上の負傷に起因する疾病
二	物理的因子による次に掲げる疾病 　3　レーザー光線にさらされる業務による網膜火傷等の眼疾患又は皮膚疾患
三	身体に過度の負担のかかる作業態様に起因する次に掲げる疾病 　1　重激な業務による筋肉、腱、骨若しくは関節の疾患又は内臓脱
六	細菌、ウイルス等の病原体による次に掲げる疾病 　1　患者の診療若しくは看護の業務、介護の業務又は研究その他の目的で病原体を取り扱う業務による伝染性疾患
八	長期間にわたる長時間の業務その他血管病変等を著しく増悪させる業務による脳出血、くも膜下出血、脳梗塞、高血圧性脳症、心筋梗塞、狭心症、心停止（心臓性突然死を含む。）若しくは解離性大動脈瘤又はこれらの疾病に付随する疾病
九	人の生命にかかわる事故への遭遇その他心理的に過度の負担を与える事象を伴う業務による精神及び行動の障害又はこれに付随する疾病

職業病リストは、厚生労働省のホームページ内に掲載されている。

トラブル事例 25

keyword
多職種連携

施設の介護職から口腔衛生についての理解・協力が得られない!

患者：93歳／男性／要介護3
主訴：口の中をきれいにしたい
傷病名：脳梗塞、認知症、狭心症
訪問先：居宅

解説：高田晴彦

未然に防ぐために

❶わかりやすい報告書を作成し、情報提供する

患者さんに関わる多職種に協力を得たい場合は、歯科訪問診療の診査内容、診断、治療目的、処置計画、予後等を含めた情報を提供します。わかりやすく提示するには、第一にビジュアルで問題点を明確にし、第二に情報を交換しやすい状況を構築することです。その1つとして、口腔内写真やデンタルエックス線写真を添付した歯科訪問診療報告書（15、18ページ参照）を作成することです。

我々歯科医療従事者であれば、口腔内をライトで照らし出し、視診をすることはあたりまえです。しかし一般的には、よくて懐中電灯、通常は室内灯です。口腔内を見ても見えづらいので、ほとんど見ていないことと同じと考えてよいでしょう。報告書を作成すれば、それを写真で見られるのですから、まさしく百聞は一見にしかずです。見えるだけでなく、サポートをする人たちに、どこを見て注意したらよいのかポイントを明確にできる利点もあります。

クラウドを利用した情報共有

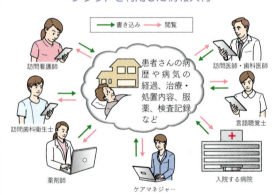

❷報告書を郵送、またはメールで配信する

配信する人数が多いときは、クラウドを設定することで、より簡便に情報の交換が可能となります。

＊　＊　＊

いろいろ取り組んだうえで、協力が得られないのであれば、気がつくまで継続して行うしかありません。思わしくない結果、たとえば抜歯等の観血処置が必要なときは、大学病院の口腔外科やリハビリテーション科、または地域支援病院の口腔外科に紹介するのもよい方法です。視点を変えて、患者さんや関係者に問題点を知らせるよい機会になります。

トラブル事例 **26**

keyword
多職種連携

キーパーソンがたくさんいて、誰にお伝えしたらよいかわからなかった！

解説：高田晴彦

未然に防ぐために

キーパーソンは往々にしてお財布を握っている人が多いのですが、治療や指導計画を進めるうえで、まず誰がキーパーソンかケアマネジャーに確認します。患者さんの介護計画や医療サポート計画、生活支援は担当ケアマネジャーがコーディネートしています。患者さんに関する問題は、ケアマネジャーをとおして行うのがトラブル回避につながります。

お役立ちコラム **13**

認知症の方や独居の方には、1人で訪問しない

高田晴彦

介護認定では、第1群で「身体機能・起居動作」、第2群で「生活機能」、第3群で「認知機能」、第4群で「精神・行動障害」、第5群で「社会生活への適応」を評価して、必要なサービスが受けられるよう要支援1、要支援2、介護度1、介護度2、介護度3、介護度4、介護度5に分類します。

その中でも、第3群での認知機能、5群での社会生活への適応の両項目（図⑬-1）に問題があれば、治療や療養上の注意、服薬の注意など自己管理は不可能と思われます。

処置を行う際は不測の事態を防ぐために、64、65ページで述べた3人体制で対応し、どのような歯科的処置をしているのか、患者さんの状態はどうなのかを見ていただくためにも、ケアマネジャーやヘルパーなどの介護職に同席していただきます。もし同席ができなくても、治療計画、治療内容、服薬の注意、養生上の注意等を記載したビジュアルで示す報告書が役立ちます（15、18ページ参照）。

図⑬-1　介護認定における「第3群」と「第5群」における評価項目

第3群：認知機能	第5群：社会生活への適応
□ 意思の伝達　□ 今の季節を理解 □ 毎日の日課を理解　□ 場所の理解 □ 生年月日を言う　□ 徘徊 □ 短期記憶　□ 外出して戻れない □ 自分の名前を言う	□ 薬の内服　□ 集団への不適応 □ 金銭の管理　□ 買い物 □ 日常の意思決定　□ 簡単な調理

トラブル事例 **27**

keyword
高齢者の出血

治療後に「出血が止まらない」とご家族から連絡が来た！

トラブル発生時　訪問前　訪問中　訪問後

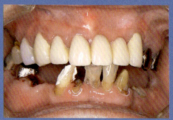

患者：85歳／女性／要介護3
主訴：噛めない
傷病名：高血圧症、右大腿骨頚部骨折、脳梗塞後遺症、失語、右上肢麻痺、糖尿病、高脂血症
服用薬：カルブロック®（アゼルニジピン）、バイアスピリン®（アスピリン腸溶錠）、メバロチン®（プラバスタチンナトリウム）、ガスモチン®（モサプリドクエン酸塩水和物）、マグミット®（酸化マグネシウム）、ムコスタ®（レバミピド）
訪問先：居宅

解説：高田晴彦

直後の望ましい対応

● できるかぎり早く訪問する

POINT　「出血した」といっても状態はさまざまです。ご家族の不安を解消するためにも、現状を確認するためにも、できるかぎり早く訪問することが大切です。

未然に防ぐために

❶出血しないための予防をする

訴えは「出血が止まらない」ですが、唾液に血液が少しでも混じっているだけでも「出血している」と訴える場合や、圧迫止血をしているガーゼにじわじわ出血しており対応を急ぐべき場合など、診療室で起こりうることが、歯科訪問診療の場面でも起こります。ここで大切なのは、起こってからどうするかより、"起こらないためにはどうするか"ということです。

❷歯科的観血処置が必要な場合は、個々の患者さんの状態により、できる範囲で行う

原則、歯科訪問診療での抜歯などの観血処置は行わないほうが無難です。なぜなら、重症な患者さんになればなるほど刻々と容態や体調が変化しているからです。どうしても抜歯などの観血処置を要する場合は、病名にとらわれず、今の病態でどの程度の歯科処置ができるかを判断することです[1]。

❸抜歯時は止血材などを用いる

抜歯が可能な場合は、抜歯窩にゼルフォーム®（滅菌吸収性ゼラチンスポンジ）や、テルプラグ®（コラーゲン使用吸収性局所止血材）を填入するか、抜歯窩を縫合することで抜歯後の出血を防ぐことが可能です。

❹観血処置後の注意点などを書面にし、口頭でも患者さんやご家族に説明する

抜歯後の注意点を書面にし、さらに口頭で患者さんやご家族にお話します。そして何かあったときは、ご連絡をいただくようにお伝えしておくことです。

❺処置後、その日のうちに電話で状態を確認する

患者さんやご家族に連絡が取れる場合には、その日のうちに必ず電話で状態を確認します。そこで異変を感じたら再訪問します。安心確認の電話は、我々だけでなく患者さんにとっても安心の電話となります。

歯科訪問診療で抜歯を行った症例

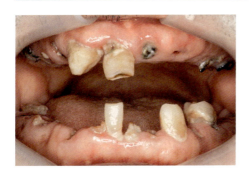

患者：84歳／男性／要介護3
主訴：噛めない
傷病名：認知症
服用薬：アリセプト®（ドネペジル塩酸塩）
訪問先：小規模多機能施設

抜歯前

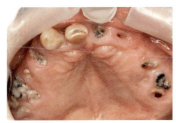
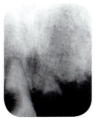
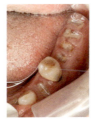
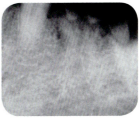

抜歯後

上顎前歯部および下顎左側臼歯部の抜歯にあたり、術後の出血を防ぐために抜歯窩を縫合。

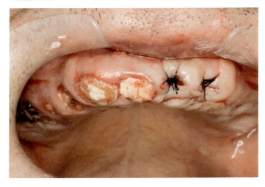
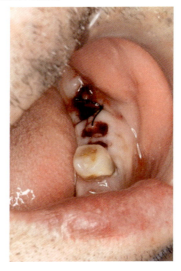

トラブル事例 28

keyword
指導不足
誤飲・誤嚥

トラブル発生時 / 訪問前 / 訪問中 / 訪問後

介護職による歯間ブラシでの清掃中、ブラシ部分が折れたと連絡が来た！

トラブル発生状況

口腔内の清掃の際は、歯間ブラシを使用するよう介護職に指導していました。介護職が患者さんの口腔内を清掃している際にブラシの部分が折れてしまい飲み込みそうになったと後日連絡が来ました。

解説：片山繁樹

未然に防ぐために

訪問診療では、高齢で嚥下機能も弱くなっている患者さんが多いため、「誤飲・誤嚥」を防止するよう、特に注意が必要です。67ページで示したように一般診療では❶インレーやクラウンなどの歯冠修復物、❷バー、❸リーマーなどを誤飲・誤嚥するケースが多いですが、訪問の場合には、「歯間ブラシ」などを含めて口に入れるすべてのものに注意が必要です。

なお本ケースでは、歯間ブラシの曲げ方が誤っている可能性があります。歯間ブラシを曲げて使う場合、ワイヤーの根元を曲げるとワイヤーが折れやすくなるので、写真のように、プラスチック部分を曲げて使うのが正しい使い方となります。口腔清掃器具の正しい使い方を、介護職やご家族を含めて確認しておきましょう。

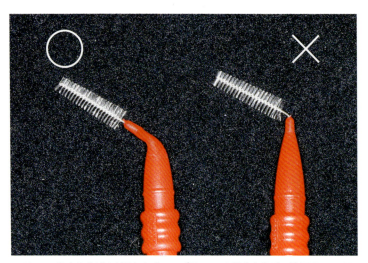

ワイヤーの根本を曲げると折れやすい。プラスチック部分を曲げて使用するのが正しい。

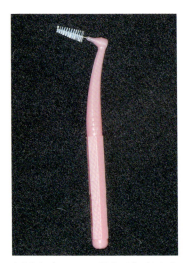

もともとプラスチック部分が曲げられた歯間ブラシを使うのもよい。

お役立ちコラム 14

高齢者の誤飲・誤食事故

片山繁樹

消費者庁のニュースリリース（平成27年9月16日）[23)]によると、「65歳以上の高齢者の誤飲・誤食事故の情報が165件（平成21年9月～平成27年7月）寄せられており、薬のPTP包装シートや部分義歯、漂白剤、乾燥剤を誤飲・誤食したという事故が多く見られる」ということです。

高齢者は、視覚・味覚等の身体機能や判断力の低下、認知症などにより、誤飲・誤食のリスクが高まるので、事故を防ぐため、ご家族にも、日ごろから以下の点に注意するよう指導しておくとよいでしょう。

❶薬のPTP包装シートは1錠ずつに切り離さない
❷食品や薬とそれ以外のものは分けて保管する
❸食品以外のものを食品用の容器に移し替えない
❹認知症の方の手の届く所に不要なものや危険なものを置かない

誤飲・誤食を製品別に分類すると、❶内服薬等の包装を誤飲したという事例（69件、41.8％）がもっとも多く、そのうち53件はPTP包装シートを誤飲したことが明らかな事例でした。次いで、❷洗剤・洗浄剤等（26件、うち11件は漂白剤）です。歯科関連では、部分義歯等（17件）も多いことがわかります。

特に内服薬等では、PTP包装を切り離すと、切り口がとがっているため、飲み込むと食道や喉などに傷を残します。また、誤って飲んだという自覚がないと、体内にとどまり、場所によっては穿孔してしまうこともあります。また、PTPはエックス線を透過してしまうので、健康診断などではみつかりにくく、発見が遅れて重症化する危険性もあるので、注意が必要です。

このように、薬や義歯といった高齢者の身近にあるものや、洗剤・洗浄剤などの普段の生活に欠かせないものを誤飲・誤食する事故が多いことがわかります。歯科訪問診療時のみならず、十分な注意が必要です。

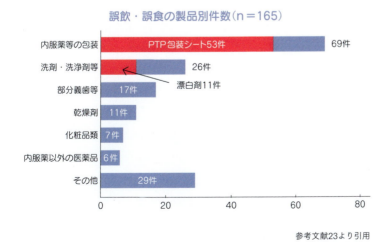

誤飲・誤食の製品別件数（n＝165）

参考文献23より引用

事例
● 夕食後にPTP包装シートごと薬を服用。飲み込むときに喉に違和感があり病院へ。食道にPTP包装シートがあり、内視鏡で取り除く。

● 処方された薬を丸ごと飲み込み、喉が痛く、救急車で病院へ。喉仏の裏側に引っかかりエックス線ではみつからず、数時間かけて内視鏡で取り出した。

● 貧血のため検査したところ、十二指腸球部にPTP包装が刺さっていた。内視鏡で取り除いたが、穴が残り手術。

参考文献23より引用

トラブル事例 **29**

keyword
費用

患者さん・ご家族に、支払ってもらえなかった！

トラブル発生状況

入院している患者さんから依頼され病院を訪問し、口腔内のケアを実施。後日、請求書をお渡ししたく病院を訪れたがすでに患者さんは退院されていたため、ご自宅に請求書を送付しました。しかし入院時の費用はすでに病院に支払ったという理由で、一部負担金の支払いを拒否されてしまいました。

解説：浅野倉栄

未然に防ぐために

歯科訪問診療は、診療当日に医療費の一部負担金の請求ができないケースも稀ではありません。そのため、後日あらためて患者さんのご家族等へ請求します。しかしそのようなケースでは一部負担金がスムーズに支払われないこともあります。

このようなトラブルに遭遇しないために、事前に支払い責任者を確認しておくことをお勧めします。依頼が入った段階で、図29-1のような「歯科診療申込書兼同意書」に記入してもらいます。またご家族の同伴のない歯科訪問診療では、図29-2のような報告書にて事後の請求についてのアナウンスをすることも、トラブル回避の一例です。

お役立ちコラム **15**

ビジュアルで示す報告書は、一部負担金のトラブル防止にも一役買う

高田晴彦

後日、請求書をお渡しして支払いをお願いする場合、患者さん側が訪問時に何を行ったのかを覚えていないため、一部負担金の正当性が理解されず、トラブルに発展するおそれがあります。18ページで示したビジュアルで示す歯科訪問診療報告書を請求書と同時にお渡しすることは、治療費の未払いを防ぐことにもつながります。

図29-1 治療費トラブル防止につながる「歯科診療申込書兼同意書」の例

歯科診療申込書兼同意書

医療法人○○会の歯科医師および歯科衛生士から歯科訪問診療を受けることを希望します。

【診療にあたってのご説明】
・現在お住まいの施設内あるいはご自宅にて歯科診療を行います。
・診療に必要な保険情報は、あらかじめいただきます。

申込日：　　　年　　　月　　　日

患者様情報

病棟	お名前	ふりがな	性別	男・女
	号館　　階			

生年月日	M／T／S／H　　　年　　　月　　　日生

申込者（支払い責任者）

お名前	ふりがな	続柄
ご住所	〒　　－	
ご連絡先	ご自宅	携帯電話

医療法人○○会　○○歯科医院
〒○○○-○○○○
横浜市○○区○○○○○○○○○○○○○
TEL：○○○○○○○○　FAX：○○○○○○○○

図29-2 治療費トラブル防止につながる「報告書」の例

報告書

　　　　　様

医療法人○○会　○○歯科医院
〒○○○-○○○○
横浜市○○区○○○○○○○○○○○○
TEL：○○○○○○○○
FAX：○○○○○○○○

訪問日時　　年　　月　　日　　時　　分～　　時　　分

担当歯科医師：

担当歯科衛生士：

担当歯科助手：

当日の処置内容と今後の治療について

一部負担金　請求予定日：　　　月　　　日

〈参考文献〉

1. 和田知雄(編集), 港北歯科内科研究会(著). 毎日の歯科臨床で生かせる 新 内科のツボ. 東京：クインテッセンス出版, 2014.
2. 日本有病者歯科医療学会, 日本口腔外科学会, 日本老年歯科医学会. 科学的根拠に基づく抗血栓療法患者の抜歯に関するガイドライン 2015年改訂版. 東京：学術社, 2015.
3. 米田俊之, 萩野 浩, 杉本利嗣, 太田博明, 高橋俊二, 宗圓 聰, 田口 明, 永田俊彦, 浦出雅裕, 柴原孝彦, 豊澤 悟. 骨吸収抑制薬関連顎骨壊死の病態と管理：顎骨壊死検討委員会ポジションペーパー2016. https://www.jsoms.or.jp/medical/wp-content/uploads/2015/08/position_paper2016.pdf(2019年3月18日アクセス).
4. 一般社団法人日本感染症学会, 公益社団法人日本化学療法学会JAID/JSC感染症治療ガイド・ガイドライン作成委員会 歯性感染症ワーキンググループ. JAID/JSC感染症治療ガイドライン2016—歯性感染症—. 日化療会誌 2016；64(4)：641-646.
5. 浦部晶夫, 島田和幸, 川合眞一(編集). 今日の治療薬2019. 東京：南江堂, 2019.
6. 田中法子, 田村文誉, 菊谷 武, 須田牧夫, 福井智子, 柳下加代子. 口腔ケアに対して拒否のある要介護高齢者への脱感作の手法による効果の検討. 老年歯学 2007；22(2)：101-105.
7. Takemae R, Uemura T, Okamoto H, Matsui T, Yoshida M, Fukazawa S, Tsuchida K, Teruya K, Tsunoda T. Changes in mental health and quality of life with dental implants as evaluated by General Health Questionnaire (GHQ) and Health Utilities Index (HUI). Environ Health Prev Med 2012；17(6)：463-473.
8. 萩原芳幸, 武内博朗. 訪問歯科診療(在宅・老人保健施設)におけるインプラントの実態とその問題点. 平成28年度8020公募研究報告書抄録. 東京：8020推進財団.
9. Lindhe J, Berglundh T, Ericsson I, Liljenberg B, Marinello C. Experimental breakdown of peri-implant and periodontal tissues. A study in the beagle dog. Clin Oral Implants Res 1992；3(1)：9-16.
10. Renvert S, Giovannoli JL. Peri-Implantitis. Chicago：Quintessence Pub, 2012.
11. 公益社団法人日本口腔インプラント学会研究推進委員会. 歯科訪問診療におけるインプラント治療の実態調査報告書. 東京：公益社団法人日本口腔インプラント学会, 2016.
12. 公益社団法人日本口腔インプラント学会(編). 口腔インプラント治療指針2016. 東京：医歯薬出版, 2016.
13. 中川雅晴. Tiインプラントのフッ素による腐食の問題を考える：基礎研究からの提言. 日本口腔インプラント学会誌 2017；30(3)：156-163.
14. Ettinger RL. Dental implants in frail elderly adults：a benefit or a liability? Spec Care Dentist 2012；32(2)：39-41.
15. 大久保力廣, 井汲憲治, 佐藤裕二, 白井麻衣, 梅原一浩, 大橋 功, 柴垣博一, 二木由峰, 正木千尋, 三上 格, 村上 弘, 吉永 修, 和田誠大, 渡邉文彦. ポジションペーパー 訪問歯科診療におけるインプラントのトラブル対応. 日本口腔インプラント学会誌 2018；31(4)：259-278.
16. TBS報道特集 ユマニチュード／認知症ケア 優しさを伝える技術. https://www.youtube.com/watch?v=C4j_BCKDzrQ(2019年2月5日アクセス).
17. 本田美和子, イヴ・ジネスト, ロゼット・マレスコッティ. ユマニチュード入門. 東京：医学書院, 2014.
18. NHK取材班, 望月 健. ユマニチュード 認知症ケア最前線. 東京：角川書店, 2014.
19. 日本歯科医師会 HIV感染予防対策Q&A改定作業委員会. 経皮的曝露(針刺しなど)は防げます 歯科医療を安心して提供するために. 東京：日本歯科医師会, 2017.
20. 厚生労働科学研究費補助金エイズ対策政策研究事業. HIV感染者の歯科治療ガイドブック. 東京：厚生労働省, 2016.
21. 門脇 大, 金子 宏. 歯科用器械が歯科医師の健康に及ぼす影響について. 人間工学 1995；31(2)：111-114.
22. 日本障害者歯科学会医療安全委員会. インシデント等検討会「ヒヤリハットに学ぶ障害者歯科医療の安全対策」に関する報告. 障歯誌 2010；31：283-285.
23. 消費者庁. News Release 高齢者の誤飲・誤食事故に御注意ください!(平成27年9月16日). http://www.caa.go.jp/policies/policy/consumer_safety/release/pdf/150916kouhyou_1.pdf(2019年2月5日アクセス).

歯科訪問診療において
知っておきたい法的責任
―判例からみた医療安全―

PART3

足立 進

1 増加傾向を示す歯科医療トラブル

　最高裁判所は、そのホームページに「医療訴訟の現状」として、毎年の統計資料を発表しています。その中に医療関係訴訟の新受件数や地裁における診療科目別記載事件数の統計があり、これらより医療関係訴訟の傾向性が把握できます。

　これらの統計をみると、医療関係訴訟は2004（平成16）年をピークに減少傾向を示し、2009（平成21）年以降は、再び増加傾向を示し、2013（平成25）年以降の新受件数は毎年800件台を維持しています。その中で、歯科関係の既済件数の占める割合は、2009（平成21）年は7.7％（71件/922件）、2010（平成22）年は8％（72件/896件）、2011（平成23）年は9.9％（76件/770件）でしたが、直近では2016（平成28）年が12.1％（91件/750件）、2017（平成29）年は11.7％（88件/753件）となっています。これを診療科別でみると、内科、外科、整形外科に次ぐ高い割合であり、また訴訟件数、割合とも漸増しています。ハインリッヒの法則に従えば、訴訟をその頂点とすると、訴訟にまで至らない多数のトラブルが存在していることになりますが、実際、歯科をめぐる医療トラブルが増加している実感があります。

　歯科分野で訴訟やトラブル数が増加している背景や原因として考えられるのが、インプラント治療のように新たに開発された歯科治療や補綴材料の進歩があり、その裏腹の問題として、十分な技術や研修をしないままに治療を行う、あるいは治療法の長所については説明をするが危険性について十分な説明をしない等でトラブルに発展するという施術者側の問題があります。また、インターネットで高度な医療情報を容易に手に入れることができるようになりましたが、リテラシー不足も手伝い、不正確な情報や断片的な情報に飛びついて治療に不信感を抱いたり、新たな治療法に過剰な期待を抱く等の患者さん側の要因が挙げられます。

　これらは時代の流れを反映したトラブルですが、他方、診断を十分せずに治療を行う、治療箇所を誤る、器具の操作ミスを行う、治療に対する説明が不十分等のいわば古典的なミスでトラブルになる事例も後を絶ちません。

2 歯科訪問診療で生じうるトラブル

　歯科訪問診療は、治療環境や治療設備・器具が必ずしも十分でない場所で、診療室に来所できない高齢者や認知症、病弱者の方に歯科診療を行うことから、これに携わる歯科医師やスタッフは、診療室より厳しい状況で歯科診療に従事することになります。加えて、患者さんの自宅に訪問する場合は、患者さんの私生活により接する機会が増え、また、患者さん側のテリトリー内で診療を行うことになるため、診療室では発生しないトラブルが発生する可能性もあります。

　そこで、以下に歯科訪問診療をする場合の参考になる医療事故の裁判例をいくつか取り上げ、医療安全の指針を検討していきます。

判例に学ぶ歯科訪問診療時の医療安全❶──誤嚥

千葉地裁・平成22年1月29日判決

【千葉地裁・平成22年1月29日判決、判例秘書登載】は、誤嚥性肺炎を発症し意識障害のあった男性入院患者に対し、看護師2名が注水方式の口腔のケアを実施したところ、水または唾液が誤嚥され、急激にサチュレーションが落ち、ただちに蘇生措置が行われたが死亡した事故についてのもの。サチュレーションモニターが設置されていたが、その表示部分はタオルに隠れたままで、患者がむせて咳込んだり苦しそうな様子を見せても、さらにチアノーゼが明らかになった後もモニターを確認せず、注水によるケアを継続させた看護師らに過失があるとし、死亡との因果関係を認めて損害賠償責任を認めた。

さいたま地裁・平成23年2月4日判決

【さいたま地裁・平成23年2月4日判決、判例秘書登載】は、特別養護老人ホームに入所していた77歳の女性(認知症)が、日ごろから紙オムツ等の食物以外のものを口に入れる異食癖があり、窒息により死亡した事故についてのもの。それまでも多数回にわたる異食と誤嚥を繰り返しており、施設は介護服を着用させ異食事故を防止していた。当日は、他の利用者の感染のため個室で過ごしていたところ、女性は使用していた紙オムツの中の尿取りパッドを介護服のファスナーを破って口に入れて誤嚥し、窒息により死亡。この事故について、紙オムツを使用したこと自体には安全配慮義務違反はないが、介護服については、ファスナーに不具合があるか、生地の劣化や介護服の使用方法が不適切であった蓋然性が高いとして、損害賠償責任を認めた。

大阪地裁・平成27年9月17日判決

【大阪地裁・平成27年9月17日判決、判例時報2293号95頁】は、介護支援業者と指定訪問介護契約を締結した66歳の女性(統合失調症等で要介護度4)が、夕食摂食中に誤嚥を起こし窒息で死亡した事故についてのもの。女性についてのサービス実施記録には、誤嚥されそうで心配との記述がなされていたが、立案された介護計画には夕食の介護はなく、また、介護支援業者との契約は訪問介護契約であり、夕食の時間帯はサービス提供の時間ではないこと、また、女性に誤嚥に差し迫った危険があったともいえないことから、介護支援業者に女性の夕食時の誤嚥を防止する法的義務はなかったとして、損害賠償責任を否定した。

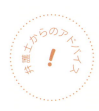
弁護士からのアドバイス

誤嚥は診療室での治療でも発生する事故類型ですが、患者さんが高齢者や病弱者であり、意識や感覚が低下していると誤嚥時の違和感の訴えが弱くなります。また、嚥下機能が落ちていると誤嚥が生じやすくなります。この意味で、歯科訪問診療の対象患者さんは誤嚥の発症契機を少なからず有していると言えますし、ことに高齢者や病弱者が誤嚥性肺炎を発症すると重篤な結果になることが知られています。

嚥下障害のある場合の口腔内のケアは、誤嚥性肺炎を予防し、舌の運動や咀嚼運動を促すものとされ、また、意識障害のため経口摂取ができない場合、口腔内に適度な刺激を与え、歯肉の廃用萎縮を防止するとされています。他方、誤嚥を避けるための患者さんの体位に注意することも必要とされます。千葉地裁判決は、看護師が注水方式の口腔のケアを選択したのは合理的としましたが、患者さんが異変を示したにも関わらず、モニターを確認せず、漫然とケアを続けたことの責任が問われたものです。

また、さいたま地裁判決は施設の責任を認め、大阪地裁判決は業者の責任を否定しました。これは被介護者に対して負担する安全配慮義務の内容や誤嚥の危険性の程度が異なることで結論を異にしたと考えられます。最初の千葉地裁判決を含めて言えるのは、対象となる患者さんについて誤嚥が生じる危険性があることを認識し、事前の防止策を徹底して行うこと、また、施術中に患者さんの異常や異変がないかを、その表情だけでなく、サチュレーションをモニターでチェックし、患者さんの状態や安全を確認する必要があるということです。

判例に学ぶ歯科訪問診療時の医療安全❷——説明義務

東京地裁・平成19年10月4日判決

【東京地裁・平成19年10月4日判決、判例秘書登載】は、男性患者が6⏋の治療を求めて受診し、担当歯科医師が検査し、治療を試みた結果、同歯の遠心根は保存し、近心根は抜歯する分割抜歯を行ったが、患者にはこれを説明せずに施行し、最終的には遠心根も除去せざるをえなくなった事故についてのもの。「抜歯は、歯に加えられる最終的な医療処置であり、可能なかぎり避けるべきものとされている」「抜歯を行うことがやむをえない場合であっても、抜歯を行う必要性について患者に対し十分な説明を行う義務を負っている」として損害賠償責任を認めた。

東京地裁・平成15年7月10日判決

【東京地裁・平成15年7月10日判決、判例集未登載】は、女性患者が全顎の矯正治療を受ける中で歯の裏側に固定式保定装置を取り付け、約2年後に取り外したところ、上顎切歯4本の裏側がう蝕になっていた事故についてのもの。歯科医師が装置で保定する際、患者に対し、同装置の周辺部分は歯垢が溜まりやすくう蝕になりやすいことを十分に説明したうえ、丹念にブラッシングを行わなければならないことを十分に指導すべき診療契約上の義務を負担していたとして、これを怠った歯科医師に損害賠償責任を認めた。

歯科医療の場合、
①治療の緊急性や必要性が必ずしも高くないこと
②抜髄や抜歯等、歯に不可逆的な侵襲を与える治療行為であること
③口腔の咀嚼や発生機能の重要性と外貌にも影響を与えやすく、患者さんの審美性に対する要求を考慮すべきこと
④治療に使用する材料や治療方法の選択肢が広く、自由診療による高額化も生じうること
⑤口腔内の健康状態の改善や維持を図るには患者さん自身の協力が必要なこと
などの特色があり、歯科医師には診療内容に応じた説明義務が課されています。一般歯科の分野では、インプラント治療の際に十分な説明[注1]がされたのかが争点となる事件が少なからずありますが、歯科訪問診療でも説明義務は重要な位置を占めます。

医療者が患者さんに対して負担する説明義務は、
①患者さんの有効な同意を得るための説明義務
②治療方法としての説明義務
に分類されます[1]。

説明を受けた患者さんがその内容を理解できるなら問題はありませんが、歯科訪問診療の患者さんには認知症や病弱者の方も多く、有効に説明がなされたのかが問題にされる可能性があります。患者さんに成年後見人等の法定代理人がついていれば、その方に説明し同意を得ることになります。そうでない場合は、家族や近親者に説明を行うことになりますが、家族や近親者は患者さんに代わって同意できる法的な立場にはありません。だからといって必要な治療をしないわけにもいかず困った事態となりますが、その場合は、当該診療行為が医術的に相当で適応があれば、患者さん本人の同意があったと推認し、違法性が阻却されると解さざるをえません[2]。

注1：【東京地裁・平成20年12月24日判決、判例秘書登載】は、歯科医師は患者の口腔内の状態、本件手術の内容および必要性、本件手術による神経損傷の危険性および予後等について、患者がインプラント手術に関する十分な情報に基づいて本件手術を受けるか否かを決定できるよう、相当程度詳細に説明すべき義務があるとした。

判例に学ぶ歯科訪問診療時の医療安全❸── 投薬

福岡地裁・平成6年12月26日判決

【福岡地裁・平成6年12月26日判決、判例時報1552号99頁】は、60歳の男性患者のう蝕治療の際、歯科医師が20年来の喘息があり、ピリン系薬剤は使えないことを問診等で把握したが、アスピリン喘息患者にNSAIDsが禁忌と知らず、ロキソニン®を投与し、帰宅後、これを飲んだ患者が喘息発作を起こして死亡した事故についてのもの。歯科医師には薬剤の知識を研鑽する義務があること、患者が当該薬剤の投与が禁忌とされている者に該当するか否かを問診する義務があること、また、当該薬剤が禁忌でないことを確定的に判断できなければ投与してはならない注意義務を負っていたが、当該歯科医師は、アスピリン喘息の概念やアスピリン喘息とロキソニン®の関係について何ら知らず、喘息がアスピリン喘息かどうかを問診せず、漫然とロキソニン®を投与したとして損害賠償責任を認めた(なお、歯科医師が問診を尽くしても患者がアスピリン喘息との情報が得られない場合は、ロキソニン®投与により重篤な喘息発作を誘発することについての予見可能性は認められないとして、喘息発作で死亡した事故の過失を否定した裁判例がある【前橋地裁・平成24年8月31日判決、判例集未登載】)。

福岡地裁小倉支部・平成15年1月9日判決

【福岡地裁小倉支部・平成15年1月9日判決、判例タイムズ1166号198頁】は、投薬の前提となる問診についてのもの。胃内視鏡検査の前処置として投与された薬剤(キシロカイン®、セルシン®、ブスコパン®)により患者がショック死した事故につき、「問診は、医学的専門知識を欠く一般人に対してなされるものであり、質問の趣旨が理解されなかったり、的確な応答がなされなかったりする危険性があるものであるから、医師は、問診をするにあたっては、単に概括的、抽象的に被検者に質問をするだけでは足りず、被検者から的確な応答を得られるよう、個別的で具体的な質問方法で行う義務を負う」とし、過去に重大な病気を起こしたことがないかという程度の概括的かつ抽象的な質問をしただけでは、問診義務が尽くされたものとは認めることができないとした。

最高裁・平成16年9月7日判決

【最高裁・平成16年9月7日判決、判例時報1880号64頁】は、投薬にともなう患者管理についてのもの。S状結腸癌除去手術、抗生剤ペントシリン、ミノマイシンの投与を受けていた患者がアナフィラキシーショックを発症して死亡した事故につき、抗生剤がその発症の原因物質となりえるもので、患者が薬物等にアレルギー反応を起こしやすい体質である旨を申告していたことからすると、担当医師は、アナフィラキシーショック発症の可能性を予見し、看護師に対し投与後の経過観察を十分に行うこと等を指示するとともに、発症後における迅速かつ的確な救急処置を執りえるような医療態勢に関する指示等をすべき注意義務を負うとした。

最高裁・平成9年2月25日判決

【最高裁・平成9年2月25日判決、判例時報1598号70頁】は、風邪の治療のため、開業医師から顆粒球減少症の副作用を有する複数の抗生剤等の薬剤が投与されて死亡した事故についてのもの。「開業医の役割は、風邪などの比較的軽度の病気の治療にあたるとともに、患者に重大な病気の可能性がある場合には高度な医療を施すことのできる診療機関に転医させることにあるのであって、開業医が、長期間にわたり毎日のように通院してきているのに病状が回復せずかえって悪化さえみられるような患者について高度の診療機関に転医させるべき疑いのある症候を見落とすということは、その職務上の使命の遂行に著しく欠ける」とし、開業医が「多種の薬剤を長期間継続的に投与された患者について薬疹の可能性のある発疹を認めた場合においては、自院または他の診療機関において患者が必要な検査、治療を速やかに受けることができるように相応の配慮をすべき義務がある」とした。

PART3 歯科訪問診療において知っておきたい法的責任　91

最高裁・平成8年1月23日判決

　使用する薬剤の用法、用量、副作用の危険性については医薬品の添付文書に記載された注意に従うことが原則である。これを示したのが【最高裁・平成8年1月23日判決、判例時報1571号57頁】である。麻酔剤ペルカミンSを用いた場合の血圧測定を、添付文書記載の2分毎ではなく、当時の医療慣行に従って5分毎に行った医療機関の過失を認めた。

最高裁・平成14年11月8日判決

　【最高裁・平成14年11月8日判決、判例時報1809号30頁】は、向精神薬フェノバール®の投与を継続的に受けていた患者がスティーブンスジョンソン症候群を発症して失明した事故についてのもの。薬剤の「副作用についての医療上の知見についてはその最新の添付文書を確認し、必要に応じて文献を参照するなど当該医師の置かれた状況の下で可能なかぎりの最新情報を収集する義務がある」とした。薬剤の副作用と疑われる発しん等の過敏症状が生じていることを認めたのであるからその投薬の中止を検討すべき義務があったとした。

東京地裁・平成16年4月27日判決

　添付文書に記載のない効能を期待して使用する適応外使用について判断したのは、【東京地裁・平成16年4月27日判決、判例タイムズ1211号214頁】である。麻酔前投薬のドルミカム®をせん妄状態の鎮静に用いて患者を死亡させた事故につき、「医学の進歩等により、医薬品に対する評価は変わることがありえるし、投与を受ける患者の個体差、病態の程度等は千差万別であるから、添付文書に記載された使用上の注意とは異なった取扱いをすることに十分な合理的理由がある場合もありえると考えられる。また、具体的な医療環境、医療条件の下で患者の生命を守るためにあえて危険を冒して治療行為を行うことも、合理的処置として是認される場合もありえる」とし、適応外使用がただちに違法になるものではないことを明らかにした（ただし、医師の過失を認定）。

　医薬品の開発の歴史は医療発展の歴史でもあり、切れ味の鋭い薬剤が次々と開発され、臨床の現場で投与されています。反面、使用法や適応を間違えると、その切れ味がマイナスに作用し、重篤な副作用や健康被害が発生します。歯科訪問診療の現場で使用される薬剤の多くは、従来からの鎮痛剤や抗菌剤と思われますが、そうであっても用法、用量を間違えることの危険性はきわめて大きいです。

判例に学ぶ歯科訪問診療時の医療安全❹──感染

新潟地裁・平成18年3月24日判決

【新潟地裁・平成18年3月24日判決、判例時報1961号106頁】は、胃癌の摘出手術を受けた患者が敗血症を発症して死亡した事故について、敗血症の原因は、汚染されたカテーテルを長期間留置したことによるカテーテル感染と考えるのが合理的とした。看護師らが無菌的な処置（皮膚消毒の徹底、カテーテル操作時の手指の消毒の徹底、点滴ルート変更時の清潔保持等の徹底、三方活栓の清潔保持等の徹底）を図っていれば、汚染自体を防ぐこと、あるいは、敗血症罹患を防止することは可能であったとして損害賠償責任を認めた。

広島高裁・平成24年5月24日判決

【広島高裁・平成24年5月24日判決、判例秘書登載】は、院内感染についての責任を否定したもの。入院患者に肝腫瘍の精査目的で内視鏡的逆光性膵管造影（ERCP）を施行したところ、内視鏡挿入部の先端に付着していたと推認される多剤耐性緑膿菌に感染して敗血症を起こし、検査から2ヵ月後に死亡した事故である。病院は、院内感染対策委員会を設け、緑膿菌等による病院施設や医療器具などの汚染状況および緑膿菌等の保菌者ないし感染患者の状況等を調査し、その対策を講じていること、内視鏡室では相当高い水準のスタンダードプリコーションが行われていたこと、調査によっても内視鏡先端部に緑膿菌が付着するに至った経路を解明することは困難であることからすると、その原因が内視鏡先端に付着した多剤耐性緑膿菌によって発生したと推認されても、債務不履行があったといえないとした。

歯科医院の院内感染予防については、2017（平成29）年5月に公表された厚生労働省研究班の調査からハンドピースの滅菌処理等が不十分な実態が明らかにされ、厚生労働省は、院内感染対策の取り組みの徹底を通知しました。歯科診療では、菌や病原体に曝露されやすい口腔等の部位が治療対象とされ、また、皮膚や粘膜を傷つける治療器具が使用されること、加えて、歯科訪問診療の治療・衛生環境は診療室より劣ると言えますし、対象となる患者さんに病弱者が含まれることから、訪問先での感染の予防や防止に対する配慮が求められます。他方、そうした環境の中でも施術や診療を欠かすことができない現実があります。そのため、訪問先で感染事故が生じた場合、医療者側が感染事故を起こさせないよう日ごろから必要な注意や配慮を行い、相当な感染予防策を講じていることを具体的に示せるように心がける必要があります。

判例に学ぶ歯科訪問診療時の医療安全❺——転医義務

最高裁・平成15年11月11日判決

【最高裁・平成15年11月11日判決、判例時報1845号63頁】は、男子患児が開業医を受診し、5日経過しても症状の改善がなく、さらに患児の状態が悪化し高度の医療機関を紹介されて受診、治療したが、重篤な後遺症が残った事故について、患児の症状等から、病名は特定できなくても、自院では検査と治療の面で適切に対応できない病気にかかっている可能性が高いことを認識できたのなら、それに適切に対応できる高度の医療機関へ転送し、適切な治療を受けさせる注意義務があったとし、損害賠償責任を認めた。

大阪地裁・平成9年3月7日判決

【大阪地裁・平成9年3月7日判決、判例タイムズ968号217頁】は、エナメル上皮腫についての判例である。医師等は、診断義務の一環として、当該患者の症状を診断・治療する具体的能力が不足していたり、また、必要な検査・治療の設備等を有していない場合、そのことが判明した段階でただちに、患者に対し、専門医や設備の完備した病院において速やかに受診するよう指示する義務(転医指示義務)があるとした。また、撮影されたレントゲンフィルムの比較から歯原性腫瘍および囊胞を疑うことが可能であり、歯茎を切開しても腫瘍が排出されなかったのであるから、歯科医師は他の疾病の可能性を疑うべきであり、その中には重大な疾病も含まれているのであるから、患者やその両親に対し、必要があれば転医すべきことを明確に指示すべきであったとした(ただし、損害賠償は否定)。

転医義務とは、医療者が患者さんに対して医療水準を満たす診療を行うことができない場合、その診療ができる他の医療機関に転医させる注意義務のことです。

医療者は、患者さんに対し、危険防止のために実験上必要とされる最善の注意義務を負担しますが、その基準となるのが医療水準です。

医療水準について【最高裁・平成7年6月9日判決、判例時報1537号3頁】は、診療にあたった医師の専門分野、所属する診療期間の性格、その所在する地域の医療環境の特性等の諸般の事情を考慮して決せられるべきものとし、医療水準の相対性を明らかにしました。また、前掲の【最高裁・平成8年1月23日判決】(92ページ)は、医療水準は平均的医師が現に行っている医療慣行とは必ずしも一致するものではなく、医師が医療慣行に従った医療行為を行ったからといって、ただちに医療水準に従った注意義務を尽くしたということはできないとしています。

医療の進歩はめざましく、医療水準は変化するので、歯科医師は新たな医学的な知見や治療技術等について研鑽義務を負担します。そして、自分では治療できない患者さんを、それができる高度の医療機関に転医させるのも歯科医師が負担する注意義務の1つです。前掲の【最高裁・平成9年2月25日判決】(91ページ)が、「開業医の役割は、風邪などの比較的軽度の病気の治療にあたるとともに、患者さんに重大な病気の可能性がある場合には高度な医療を施すことのできる診療機関に転医させることにある」としたのはその表れです。

転医義務が発生するケースについては、
① 患者さんの疾患が医師の専門科目外である場合
② 疾患に対応する人的・物的設備が不足している場合
③ 疾患が重大で緊急性のある場合に、時間的・場所的に転送可能な転送先が存在し、転医先が受け入れを許諾していること、患者さんが転医のための転送に耐えうることが指摘されています[3)]。

判例に学ぶ歯科訪問診療時の医療安全❻──救急医療

青森地裁弘前支部・平成15年10月16日判決

【青森地裁弘前支部・平成15年10月16日判決、判例秘書登載】は、歯科治療を受けていた男性患者に局所麻酔薬キシロカイン®を投与したところ、アナフィラキシーショックを起こして意識を失い、その後、死亡した事故についてのもの。アナフィラキシーショックが発症した場合は救急措置をとるべく、少なくとも血圧測定器や聴診器等のモニターおよび酸素吸入器(酸素も含む)を常備するとともに、アナフィラキシーショックが発症した場合には、歯科医師は診療を中止し、ただちに患者を水平位にしたり、患者の頭部を低くし、スタッフに緊急事態が発生したことを周知させ、応援医師の来院や救急車を要請するとともに、第一次救命処置(心臓あるいは呼吸停止が起こったときに開始されるべき、観察と認識、気道確保、人工呼吸法、心臓マッサージから構成されるもの)を開始すべき注意義務を負うとした(ただし、歯科医師の損害賠償は否定)。

さいたま地裁・平成22年12月16日判決

【さいたま地裁・平成22年12月16日判決、判例秘書登載】は、患児のう蝕治療で局所麻酔薬(オーラ®注)を用いたところ、重度のアナフィラキシーショックを起こし死亡した事故についてのもの。オーラ®注の使用説明書にはショックが現れることがあるので血圧降下、顔面蒼白、脈拍異常、呼吸抑制等観察を十分に行うことが記載されており、歯科医師は、患児の意識、呼吸状態、循環状態の3点を把握すべきであったとして、これを怠った歯科医師に損害賠償責任を認めた。

東京高裁・平成22年9月30日判決

【東京高裁・平成22年9月30日判決、判例タイムズ1344号152頁】は、グループホームにおいて認知症対応型共同生活介護を受けていた利用者が嘔吐、下痢等の症状を呈した後、入院先の病院で死亡した事故についてのもの。利用者が2度にわたり嘔吐した時点において意識障害は認められず、血圧・脈拍等にも特段の異常はなかったのであるから、この時点でただちに利用者を医療機関に緊急搬送すべき必要性があったとは認め難く、看護師の指示に従って水分補給等を行い、その後入眠した利用者の経過観察を継続した担当者の措置は介護施設の担当者としての注意義務に違反するものでないとした。

東京地裁・平成25年5月20日判決

【東京地裁・平成25年5月20日判決、判例時報2208号67頁】は、利用者が、通所介護契約に基づき介護サービスを受けているなかで、送迎車両から降車しようとして席を立った際に転倒し、翌日に大腿骨頚部骨折が判明した事故について、速やかに医師の診察を受けさせる義務を負うとし、これを怠った施設に損害賠償責任を認めた。

歯科訪問診療の対象となる患者さんの属性からすると、診療の場や治療後に患者さんの状態が急変する場合も想定されます。患者さんが医療施設にいればこうした事態に対応することが可能ですが、在宅や介護施設で発生した場合、必要な救護処置を実施し、患者さんの健康被害の拡大を防止する注意義務が発生します。

アナフィラキシーショックを起こすと救命できない場合がありますが、歯科医師としてとるべき初期救急対応を具体的に指摘した青森地裁判決は、歯科訪問診療においても参考とされるべきものです。

患者さんの状態の変化から医療機関への救急搬送義務が生じることも考えられます。いかなる場合に救急搬送義務が生じるかは、患者さんに対する医療的処置を施す必要性や緊急性から判断するしかありませんが、迷う状況であれば、救急搬送を選択するべきでしょう。

判例に学ぶ歯科訪問診療時の医療安全❼──守秘義務

最高裁・平成24年2月13日判決

【最高裁・平成24年2月13日判決、判例時報2156号141頁】は、少年の保護事件につき、家庭裁判所から命じられて精神鑑定をしていた医師が、事件を取材していたフリージャーナリストに、家庭裁判所から貸し出しを受けていた供述調書や捜査記録を閲覧させる等したのは秘密漏示罪(刑法百三十四条一項)にあたると判断した。この医師は、患児として少年を診察・診療したものでなく、第三者の鑑定人として記録の貸し出しを受けていたものであるが、最高裁はこれも医師の業務にあたるとした。

福岡高裁・平成24年7月12日判決

【福岡高裁平成24年7月12日判決、判例秘書登載】は、病院に入院していた患者の病状や余命について、病院勤務の看護師が自宅でその夫に話したところ、夫が患者の子に話したというものである。一審判決は、看護師が夫に話したのは夫婦間の私的なもので、病院は使用者責任を負担しないとしたが、高裁は、看護師は、その職務上知り得た秘密を、勤務時間や勤務場所の内外を問わず漏洩してはならない義務を負担するとして、看護師を雇用する病院の損害賠償責任を認めた。

福岡高裁平成27年1月29日判決

【福岡高裁平成27年1月29日判決、判例時報2251号57頁】は、病院に勤務する看護師のHIV陽性の情報が病院長や看護師長にまで伝達されたことにつき、伝達は個人情報保護法が禁ずる目的外利用にあたり、当該看護師のプライシー侵害をする不法行為として病院の損害賠償責任を認めた。

歯科医師には、刑法上守秘義務が課されています(刑法百三十四条一項)。診療室で診療する場合、歯科医師が接する秘密の領域は、患者さんの口腔内の状況や治療に関するものが多いと思われますが、歯科訪問診療で患者さんの家庭を訪問する場合には、患者さんの私生活やプライバシー情報に接する可能性が高く、歯科医師が負う守秘義務の範囲は、個人情報保護の観点からも、診療室より大きくなると思われます。

また、上記の最高裁判決は、医師・歯科医師が負担する守秘義務は、自分の患者さんの診療情報だけとはかぎらず、業務上知り得た秘密であれば対象になるとし、広い範囲で守秘義務を負うことを認めました。

歯科医院のスタッフのうち、歯科衛生士も法上、守秘義務を負担します(歯科衛生士法十三条の六)。この点、無資格の歯科助手に法上の守秘義務は課されていませんが、歯科訪問診療に同行した歯科助手が、その際に知り得た患者さんの秘密を他人に漏洩すると、歯科医師が使用者責任(民法七百十五条一項)を負担することになります。

判例に学ぶ歯科訪問診療時の医療安全❽──カルテ開示（診療録等の開示）

大阪地裁・平成20年2月21日判決

【大阪地裁・平成20年2月21日判決、判例タイムズ1318号173頁】は、患者に予期しない後遺症が残った事情のもとでは、医療機関の患者に対するてん末報告義務（民法六百四十五条）として、診療録等を示しながら診療経過などを説明する必要があったとして、これをしなかった医療機関に損害賠償責任を認めた。

東京地裁・平成23年1月27日判決

【東京地裁・平成23年1月27日判決、判例タイムズ1367号212頁】は、歯科医院でインプラント治療を受けた患者が、歯科医師の治療に疑問を持ち、通院を中止し、口頭で診療経過の説明とカルテの開示を請求したところ、歯科医師が拒否したもの。認められる診療経過において、診療契約にともなう付随義務あるいは診療を実施する医師として負担する信義則上の義務として、特段の支障がないかぎり、カルテの開示をする義務を負っていたとして、歯科医師に損害賠償責任を認めた。

歯科医師は、診療内容を診療録に記載する義務を負担しています（歯科医師法二十三条一項）。診療録は、歯科医師だけのものではなく、患者さんが自分に行われた診療行為の内容や適否を判断する材料としての機能もあります。また、平成27年に改正された個人情報保護法は、個人情報取扱業者（医師、歯科医師はこれにあたる）に対し、本人（患者さん）に保有個人データ（診療録はこれにあたる）の開示請求権を認めました（同法二十八条一項、ただし二項に例外規定がある）。

上記2つの判決は、個人情報保護法の改正前のものであり、今後のカルテ開示の請求については、上記裁判例が指摘するような状況でなくても、開示に応じる必要が生じるでしょう。

3 　歯科訪問診療にあたっての法的責任

1　歯科訪問診療は、「何らかの身体的、精神的理由で歯科診療所に通院できない方に対し、歯科医師、歯科衛生士が自宅や介護施設、病院等に訪問し、歯科診療や専門的口腔ケアを行う制度」であり、その柱として、①歯科診療、②口腔ケア、③リハビリテーション、があるとされています[4]。

3　歯科訪問診療契約において、歯科医師が負担する主たる債務は、患者さんに対して適切な歯科医療を提供することですが、契約の構造は重層的であり、主たる債務に付随して、患者さんに不測の損害を発生させないよう配慮する義務もあります（安全配慮義務）。誤嚥防止や感染予防、ショック時の救急医療義務は安全配慮義務の一環として理解することも可能です。とりわけ歯科訪問診療の対象患者さんは、身体的、精神的理由で歯科診療所に通院できない方ですので、こうした患者さんの状況に即した安全な歯科医療の提供が要請されます。さらに、診療の際、患者さんの家財等に損害を与えないことも安全配慮義務の一内容です。また、歯科医師や歯科衛生士には国法上で課せられた各種の義務があります。これらは歯科訪問診療契約の背後に存在するもので、守秘義務や個人情報保護義務等があります。違反すると刑事罰が科される場合がありますが、同時に、患者さんのプライバシーを侵害するものとして民事責任を負担することにもなります。

4　歯科訪問診療には、歯科医師が補助者を同行する場合が多いと思われます。同行者が歯科衛生士の場合もあれば、資格のない歯科助手の場合もあります。契約的にみた場合、補助者は、資格の有無に関わらず、契約当事者の一方が歯科医師の場合、その履行補助者とされ、履行補助者の過失は歯科医師の過失と同視されます。例として、補助者が訪問先で知った患者さんの秘密を他人に漏洩させて患者さんに損害を与えた場合、歯科医師の過失として、歯科医師が損害責任を負担します。また、医療法人が契約当事者の場合、歯科医師も履行補助者となり、その過失は歯科医療法人の過失と同視されるのです。

2　法的にみると、歯科医師が患者さんの歯科訪問診療を引き受けた場合、両者の間に歯科訪問診療契約が成立すると解釈されます。この契約は、法的には、通常の診療契約と同様、準委任契約と解されます。すなわち歯科医師は、患者さんに対し、医療水準にかなった適切な医療（問診、検査、診断、手術、補綴、説明等）を提供する義務を負担し、患者さんも、歯科医師の医療に協力する等の義務を負担します。

　歯科医師の義務は、最善の注意義務をもって適切な歯科医療を提供するもので、治療の成功という結果を保障するものではありません。このうち補綴は、補綴物の保証期間が設けられていることから結果債務（請負債務）とする見解もあります。しかし【東京地裁・平成28年9月8日判決、判例時報2330号49頁】は、「インプラント治療もフィクスチャーを生体組織に固着させるなどの外科的侵襲を加えるものであって、結果に再現性・確実性がないことは通常の医療と同様」として、結果不発生を理由とする契約解除を主張する患者さんの請求を退けました。

5　上記とは逆に患者さん側から被害を受けることも想定されます。歯科医師が患者さんから被害を受ける場合もあれば、同行した補助者が被害を受ける場合もありえます。こうしたトラブルにより患者さんとの信頼関係や診療契約が破綻するのが通例であり、その場合は、歯科訪問診療を中止せざるをえず、歯科医師法の応召義務（同法十九条一項）も解除されます。加えて、歯科医師は、同行する補助者に対して労働契約法上、安全配慮義務を負担するので（同法五条）、この点からも注意が必要です。その被害がセクハラであれば、事業者として適切な対応を講じる義務を負担し（雇用均等法十一条一項）、セクハラ被害を放置すると、勧告や公表される場合も生じえます（同法二十九条、三十条）。

4 係争や事件になったときの対応

1　診療行為において患者さんに予期せぬ結果や健康被害等の発生は、紛争に進展する契機となります。生じた事態や歯科医師の行った診療行為に対し、患者さん本人から不信感や疑問が表明されることもあれば、患者さんの家族や親族からクレームが出されることもあります。歯科医師は、自分の行った診療について患者さん等からのクレームにあうという経験に慣れていないので、どのように対応してよいのかわからずに慌てるのが通例ですが、このような場合では、患者さん側は何についてクレームをつけているのか、その内容や理由を十分に聴取し、何を不満とするのか把握することが必要です。

2　事故になる場合、大きく分けて、「単純ミス型」（治療部位を間違える、薬剤を取り違える等の不注意が明らかなもの）と「専門型」（診療行為の裁量の適否が問題となるもの）に分類できます。前者の場合は、謝罪を含めた対応を速やかに行う必要があります。一方後者では、歯科医師に弁明する材料があるのが通例であり、落ち度のあるなしについては診療行為や診療経過を医学的な知見等を踏まえて慎重に判断する必要があります。なお、患者さん側は、悪しき結果の発生から、診療・治療行為を問題にしますが、結果から振り返ると、そこに至る経過に何かしらの問題点や反省点があるのが通例です。しかし、医療行為の評価は、当該行為の行われた時点でなされるべきもので、結果論に組みする必要はありません。

3　謝罪ですが、明らかな不注意があれば謝罪するのは当然です。専門型の事故であっても、患者さんに発生した意図せぬ健康被害が発生したことに謝罪の意を表するのは問題ないし、それで過失や責任を認めたと評価されることはありません（感染の項で紹介した【広島高裁・平成24年5月24日判決】の事例は、医師が原因を指摘して謝罪をしていたが無責と判断した）。また、折衝する中で、患者さん側から具体的な要求を求められることもあります。それについては発生した健康被害や今後の予後等をみきわめて対応を判断すべきであり、嫌なことを回避したいと思うあまり、結論を急いではなりません。それは単純ミス型の場合であっても同様です。

4　患者さん側が歯科医師の説明や弁明に納得しない場合や生じた結果が重大である場合、弁護士に依頼し、弁護士から損害賠償を求める通知書が届くとか、または弁護士が裁判所に証拠保全を申し立て、その手続きが行われる場合があります。そうした場合は、紛争が本格化し、訴訟を提起される可能性も高いと言えるので、歯科医師側も弁護士を依頼して用意する必要があります。医療事件は専門性の高い分野であり、できればそうした分野を手がけている弁護士に依頼するのが望ましいです。そのような弁護士にアクセスするには、加入している歯科医師会や契約している損害賠償責任保険の保険会社に問い合わせる等の方法があります（なお、損害賠償責任保険に加入していると、弁護士費用も保険でカバーされる）。

5　患者さん側が医療紛争を解決させるために第三者機関を利用する方法として、訴訟、調停（裁判所）、医療ADR（弁護士会）があります。これらで金銭賠償の支払いをする場合、損害賠償責任保険がカバーするので、保険会社に紛争が生じたことを連絡する必要があります。

訴訟になった場合は、委任した弁護士が訴訟活動を行いますが、歯科医師には、患者さんや診療経過等の事実関係について弁護士と情報を共有し、専門的な医学的知見やそれを記載する文献、論文、記事、症例報告等を提供する等の活動が要請されます。また、訴訟の中で患者さん側から提出される主張や立証に対する反論や反証、訴訟を和解で終了させる場合はその条件、判決が出た場合の不服申立等につき、弁護士とよく協議して対応を決める必要があります。

お役立ちコラム 16
いざというときのために！
弁護士からみた「歯科医師会」入会のメリット

足立 進（弁護士）

　歯科医師会の会員には各種の情報が提供されております。たとえば非定型歯痛の医療水準が問題となった訴訟では、日本歯科医師会雑誌に掲載された文献から医療水準が認定されました（長野地裁上田支部・平成23年3月4日判決）。必要な医学情報を適時に享受できるのは会員のメリットであり、研鑽義務の目標を明らかにすることで歯科医業をサポートします。

　また、会は医療安全の委員会を設け、会に寄せられる患者さんの苦情を含む医療安全に関わる各種の情報を収集・整理し、さらに講演会を実施するなどして会員に安全情報を提供しています。さらに患者さんの苦情を聞き取ることで紛争の深刻化を防ぐことも多く、会員に対する情報提供は、同種事故の再発防止にも寄与しています。

　しかも会員が患者さんから訴訟を起こされた場合は、経験のある弁護士を紹介したり、協力医の紹介の労をとる場合もあります。訴訟や示談において、会と保険会社の損害賠償責任保険契約（団体保険）はきわめて重要な役割を果たしています。

〈参考文献〉
1. 法曹会（編集）．最高裁判所判例解説民事篇平成13年度（下）．東京：法曹会，2004；723．
2. 髙橋　譲（編著）．裁判実務シリーズ5　医療訴訟の実務．東京：商事法務，2013；288．
3. 福田剛久，髙橋 譲，中村也寸志（編著）．最新裁判実務大系 医療訴訟．東京：青林書院，2014；414．
4. 日本歯科医師会．「歯とお口のことなら何でもわかるテーマパーク2080」．https://www.jda.or.jp/park/dentistwork/visitingexamination.html（2019年2月5日アクセス）．

医療安全総論

PART4

片山繁樹／宮本智行

1 「安全管理体制の整備」の変遷

日本の医療現場においては、1999（平成11）年1月11日に起こった横浜市立大学病院の患者取り違え事件や都立広尾病院での薬剤取り違え事件などを契機に医療事故防止・安全管理への取り組みが本格的に始まりました（図1）。

安全管理体制の整備は、表1のように義務化され、歯科診療所においても、2007（平成19）年の医療法施行規則の改正（4月1日通知）により、医療安全管理体制の整備が義務付けられました。

表1 安全管理体制の整備

2004（平成16）年9月	医療事故情報収集・分析・提供事業（義務化）注1
2006（平成18）年4月	歯科医師臨床研修制度必修化
2007（平成19）年4月	無床診療所・歯科診療所・助産所（義務化）
2008（平成20）年4月	診療報酬に歯科外来診療環境体制加算の導入
2015（平成27）年10月	医療事故調査制度開始（義務化）

注1：2004（平成16）年9月21日付、医療法施行規則の一部を改正する省令（厚生労働省令第133号）により、①国立研究開発法人および国立ハンセン病療養所、②独立行政法人国立病院機構の開設する病院、③学校教育法に基づく大学の附属施設である病院（病院分院を除く）、④特定機能病院においては、（1）誤った医療または管理を行ったことが明らかであり、その行った医療または管理に起因して、患者が死亡、もしくは患者に心身の障害が残った事例または予期しなかった、もしくは予期していたものを上回る処置その他の治療を要した事例。（2）誤った医療または管理を行ったことは明らかでないが、行った医療または管理に起因して、患者が死亡、もしくは患者に心身の障害が残った事例または予期しなかった、もしくは予期していたものを上回る処置その他の治療を要した事例（行った医療または管理に起因すると疑われるものを含み、当該事例の発生を予期しなかったものにかぎる）。（3）（1）および（2）に掲げるもののほか、医療機関内における事故の発生の予防および再発の防止に資する事例について、報告することが義務付けられた。

図1 主な医療安全関連の経緯

主な事件

横浜市立大学事件
肺手術と心臓手術の患者を取り違えて手術。この事件を契機に医療安全についての社会的関心が高まる（その後、医師4名と看護師2名が業務上過失傷害容疑で起訴された）。

都立広尾病院事件
看護師が消毒液とヘパリン加生理食塩水を取り違えて静脈内に投与し、患者が死亡。この事件等を契機に医療事故の警察への届出が増加（その後、医師が医師法二十一条違反容疑で起訴される等した）。

1999年（平成11年）
1月
2月

2000年（平成12年）
9月

2001年（平成13年）
3月
10月

関連事項

特定機能病院や医療関係団体への大臣メッセージ

「患者安全推進年」とし、「患者の安全を守るための医療関係者の共同行動（patient safety action、PSAと略す）」を推進

医療安全対策ネットワーク整備事業（ヒヤリ・ハット事例収集等事業）開始

主な事件

関連事項

主な事件	年	関連事項
	2002年（平成14年）	4月 「医療安全推進総合対策」策定（医療安全対策検討会議）
東京慈恵医大附属青戸病院事件 9月 泌尿器科手術により患者が死亡（その後、医師3名が業務上過失致死容疑で逮捕、起訴された）。	2003年（平成15年）	4月 特定機能病院及び臨床研修病院における安全管理体制の強化（医療法施行規則改正 平成15年4月1日施行）
		4月 「医療安全支援センター」の設置開始
		12月 厚生労働大臣医療事故対策緊急アピール
都立広尾病院に関する最高裁判所判決 4月 ・自己の診療していた患者であっても、異状死であれば医師法二十一条の届出義務を負う。 ・上記は、憲法三十八条一項（自己に不利益な供述の強要禁止）に違反するものではない。	2004年（平成16年）	9月 日本医学会加盟の基本領域19学会の共同声明「診療行為に関連して患者死亡が発生したすべての場合について、中立的専門機関に届出を行う制度を可及的速やかに確立すべき。」
		10月 医療事故事例等の収集を開始
福島県立大野病院事件 2月 帝王切開中の出血により妊婦が死亡（平成16年12月）した事例において、産科医が業務上過失致死・医師法第二十一条違反容疑で逮捕（その後、起訴され、平成20年9月の地裁判決が確定）。	2006年（平成18年）	6月 第164回通常国会において「良質な医療を提供する体制の確立を図るための医療法等の一部を改正する法律案」が成立 ・医療法において医療安全の確保にかかる医療機関の管理者の義務を規定することにより医療安全の確保という施策の方向性を明示。 ・都道府県等が設置する医療安全支援センターについて医療法に位置づける
		6月 参議院厚生労働委員会附帯決議・衆議院厚生労働委員会決議 第三者機関による医療事故の調査等について検討を求める。
東京都インプラント死亡事故 5月 インプラント手術中の動脈損傷のため70歳女性が死亡。	2007年（平成19年）	4月 医療機関における安全管理体制の確保（医療法施行規則改正 平成19年4月1日施行）
	2009年（平成21年）	1月 「産科医療補償制度」運用開始
埼玉県歯科死亡事故 6月 埼玉県の歯科診療所で、ロールワッテを気管に詰まらせ低酸素脳症で死亡。	2010年（平成22年）	3月 「医療裁判外紛争解決（ADR）機関連絡調整会議」設置
	2014年（平成26年）	6月 「地域における医療及び介護の総合的な確保を推進するための関係法律の整備等に関する法律」（医療事故調査制度設立へ）
	2015年（平成27年）	10月 「医療事故調査制度」施行
	2018年（平成30年）	4月 第3回閣僚級世界患者安全サミット[注2]開催（東京）

注2：閣僚級世界患者安全サミットは、各国や国際機関のリーダーに患者安全の重要性を浸透させることを目的として2016（平成28）年に英国で初めて開催され、独国に次いで3回目が日本で行われた。

参考文献1より一部引用

2 歯科医療と「安全管理体制の整備」

歯科診療所における「安全管理体制の整備」として、以下のことが義務付けられました。

1	医療にかかる安全管理のための指針の整備	2	医療にかかる安全管理のための委員会の開催
3	医療にかかる安全管理のための職員研修の実施	4	医療機関内における事故報告等の医療にかかる安全確保を目的とした改善のための方策の実施
5	院内感染制御体制の整備	6	医薬品・医療機器の安全使用、管理体制の整備

2007（平成19）年には歯科診療所（東京都）でのインプラント手術における死亡事故や、2010（平成22）年の歯科診療所（埼玉県）でのロールワッテを女児の気管に詰まらせての死亡事故などが発生して社会問題となり、医療安全管理を考える機会となりました。こうした中、「ミスは絶対犯してはならない」という以前の考え方から、現在では「人はだれでもミスをする」[2]という考えのもとに、どのようにして重篤なミスにつながらないかを考える時代となっています。さらに歯科医療には**表2**の❶〜❿のような特性があることから、「外科系医療」であると言われています。これらの特性のために、死亡や大きな後遺症が残るような事故は起きにくいが、苦情、ヒヤリ・ハット、医療事故、医事紛争等は多く、医療訴訟の約10％を占めています。

したがって、次の2つの面から歯科医療の安全確保に取り組む必要があります。

表2　歯科医療の特性

❶ 誤嚥等のおそれのある細小な根管治療器具等の歯科治療機材やインレーやクラウン等の歯冠修復物が多用されている[3]

❷ 処置にともない局所麻酔を行う事例が多い[3]

❸ 高齢社会の進展等にともない、全身状態の把握・管理が必要な患者に対する歯科診療の機会が増大している[3]

❹ 発症リスクを高める観血的な処置を行う機会も多い[3]

❺ 美容的な部分がある[4]

❻ 保険診療外の部分がある[4]

❼ 患者の消費者的意識が高い傾向にある[4]

❽ 形態や機能の回復のためにさまざまな材料を用いる[4]

❾ 大多数が小規模の診療所から提供される

❿ 保健指導・予防管理が予後にかかわることが多い[4]

以上のことから

歯科医療安全を確保するための2つの施策

安全管理（セーフティマネジメント）
❶ KYT（危険予知訓練）、ヒヤリ・ハット（次ページ図2、3）などによる医療事故の発生予防
❷ 感染予防対策

危機管理（リスクマネジメント）
❶ 苦情・相談
❷ 医療事故発生時の迅速対応
❸ 再発防止
❹ 医事紛争への対応

図2 ヒヤリ・ハット事例報告書の様式例①

ヒヤリ・ハット報告書

報告日　　　年　　　月　　　日

	報告者
■職種	□ 歯科医師　　□ 歯科衛生士　　□ 歯科助手　　□ 受付 □ その他（　　　　　　　　）
■経験年数	年
■発生曜日・時間	月・火・水・木・金・土・日 午前・午後　　　　時　　　　分
■発生場所	□ 待合室　　□ 診療室　　□ レントゲン室 □ その他の場所（院内：　　　　　　　　院外：　　　　　　）
■内容	1.受付、応対　　2.情報収集、情報伝達　　3.検査 4.エックス線　　5.診断　　6.インフォームド・コンセント 7.誤飲、誤嚥　　8.歯や口腔等の損傷 9.機器、器具の誤操作、破損、紛失 10.処置、手術時の有害事象　　11.薬剤　　12.院内感染 13.衣服、所持品の汚染、破損　　14.患者誤認 15.カルテ記載、管理　　16.技工関連 17.診療機器、材料、設備等の管理、監督　　18. 院内暴力 19. その他（　　　　　　　　）
■診療分野	□ 口腔外科　　□ 補綴　　□ 保存　　□ 歯周　　□ 矯正 □ 予防　　□ インプラント　　□ 小児　　□ 訪問 □ 投薬　　□ 麻酔　　□ 診療補助　　□ その他（　　　　　）

■事例の概略と対応

■教訓・改善点

事例ごとに1枚使用して下さい

参考文献4より引用改変

図3 ヒヤリ・ハット事例報告書の様式例②

ヒヤリ・ハット報告書

報告日：

報告者：

A ヒヤリ・ハット当事者	
①職種	
②年齢	
③性別	
④歯科訪問診療習熟度	

B 歯科訪問診療対象患者	
⑤基礎疾患	
⑥処置可能の判断	①可能　　　②応急処置のみ　　③不可能
⑦処置計画	①観血処置　　　②麻酔　　　③投薬　　　④その他（　　　）

C ヒヤリ・ハット発生時				
⑧曜日				
⑨時間				
⑩場所				
⑪診療体位（患者）	①座位	②仰臥位	③その他（例：車いす　　　　　）	
⑫診療体位（術者）	①座位	②立位	③その他（例：ベットをまたぐ　）	
⑬診療環境	①水場が	近くにある	近くにない	
	②コンセントが	近くにある	近くにない	
	③照明ライトが	ある	ない	
⑭情報収集	①キーパーソンが	いる	いない	
	②患者の生活リズム	把握	把握していない	

D ヒヤリ・ハットの内容、状況	
どんな時	
どうなった	

E アクシデントに至らなかった理由

F 再発を防止するために

3 歯科診療所(無床診療所)における医療安全対策早見表

区分	指針等の整備	委員会の開催	責任者の設置	従業者に対する研修の実施	改善のための措置など
安全管理のための体制	医療安全管理指針	※1	医療安全管理者[※2]	年2回程度[※3、4]	事故報告等の改良のための方策 ・医療事故防止マニュアル ・緊急時対応マニュアル
院内感染対策のための体制の確保にかかる措置	院内感染対策指針	※1	—	年2回程度[※3、4]	感染症発生状況など改善のための方策 ・院内感染防止マニュアル
医薬品にかかる安全確保のための体制の確保にかかる措置	医薬品業務手順書	—	医薬品安全管理責任者[※2]	必要に応じて[※4]	手順書に基づく業務の実施 情報収集および改善のための方策 ・医薬品管理簿
医療機器にかかる安全確保のための体制の確保にかかる措置	医療機器保守点検計画[※5]	—	医療機器安全管理責任者[※2]	新しい医療機器導入時	医療機器の適正使用・保守点検・情報管理等の包括的管理

※1　無床診療所は委員会を設けず職員ミーティングで可
※2　厚生労働省医政局長通知(平成19年3月30日付・医政発第0330012号)で定める常勤の医療従事者(院長の兼任可)
※3　診療所外での研修可
※4　他の研修とあわせて実施可
※5　保守点検計画・記録作成が必要な医療機器とは、生命維持装置等(人工心肺装置等)の医療機器7種。
　　他の医療機器に関しては、必要に応じて適宜保守点検および計画の作成を行う

参考文献5より引用

4 安全な医療を提供するためには

表3は、厚生労働省から患者さんに安全な医療サービスを提供するため、「安全な医療を提供するための10の要点」（平成13年9月11日）として公表されたものです[6]。これらを参考に、それぞれの医療機関が、その特性などに応じてより具体的な標語を作成するなどの工夫が望まれます。

表3 安全な医療を提供するための10の要点

① 根づかせよう安全文化　みんなの努力と活かすシステム
② 安全高める患者の参加　対話が深める互いの理解
③ 共有しよう　私の経験　活用しよう　あなたの教訓
④ 規則と手順　決めて　守って　見直して
⑤ 部門の壁を乗り越えて　意見かわせる　職場をつくろう
⑥ 先の危険を考えて　要点おさえて　しっかり確認
⑦ 自分自身の健康管理　医療人の第一歩
⑧ 事故予防　技術と工夫も取り入れて
⑨ 患者と薬を再確認　用法・用量　気をつけて
⑩ 整えよう療養環境　つくりあげよう作業環境

参考文献6より引用

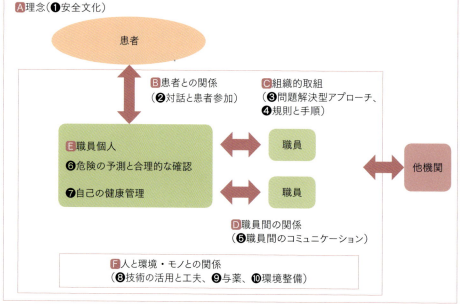

図4　医療安全の全体構成

参考文献6より引用

医療の提供方法の特徴や医療機関の組織体制等を踏まえると、医療における安全管理体制の重要なポイントとして、A理念、B患者との関係、C組織的取組、D職員間の関係、E職員個人、F人と環境・モノの関係、という6分野が考えられる。これらの6分野において、特に重要なものとしては、①安全文化、②対話と患者参加、③問題解決型アプローチ、④規則と手順、⑤職員間のコミュニケーション、⑥危険の予測と合理的な確認、⑦自己の健康管理、⑧技術の活用と工夫、⑨与薬、⑩環境整備、の10項目が挙げられる。これらの10項目のそれぞれが、表3の標語となっている。

5　安全・安心な歯科訪問診療に向けて―最近の研究より―

　最近の厚生労働科学研究によれば、歯科診療所におけるインシデント等の医療安全に関連する実態調査がなされ、25の分類項目(表4)に関して、全体の集計では「1.受付・応対・接遇」が1,304件中352件ともっとも多く、次いで「8.口腔内への落下、誤飲・誤嚥」が123件であったが(図5)、歯科訪問診療においては「8.口腔内への落下、誤飲・誤嚥」が21件中4件ともっとも多かったという結果となりました(次ページ図6)。これらのことを参考にし、各歯科診療機関において、訪問診療における具体的な安全対策を検討していくことが望ましいです。

表4　歯科診療に特化したインシデント分類

1. 受付・応対・接遇	10. 異物等の残存、迷入・陥入	17. 感染制御、院内感染
2. 情報収集・情報伝達の不備	11. 衣服・所持品の汚染、破損・損傷	18. 全身状態悪化・救急搬送
3. 検査・エックス線写真	12. 機械・器具の誤操作、破損・紛失	19. 転倒・転落、打撲
4. 患者誤認	13. 部位の間違い	20. 歯科医療機器・材料、設備等の管理・監督
5. 診断関連	14. 神経麻痺等の合併症	21. 診療録記載・管理
6. インフォームド・コンセント	15. 処置・手術に関連したその他の有害事象	22. 歯科技工関連
7. 患者(家族)等とのトラブル、院内暴力	16. 薬剤	23. 防災管理・火器取扱
8. 口腔内への落下、誤飲・誤嚥		24. 診療従事者管理
9. 歯や口腔・顎・顔面等の損傷		25. その他

参考文献7より引用

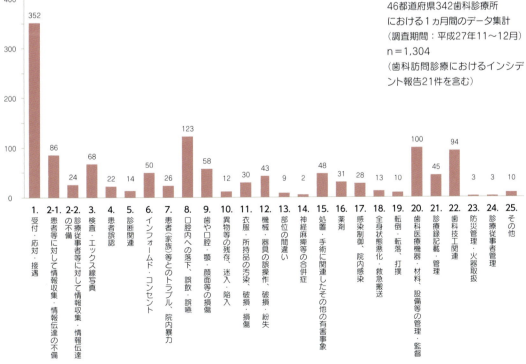

図5　平成27年度 インシデント報告件数

46都道府県342歯科診療所における1ヵ月間のデータ集計
(調査期間：平成27年11～12月)
n＝1,304
(歯科訪問診療におけるインシデント報告21件を含む)

参考文献8より引用

PART4　医療安全総論　109

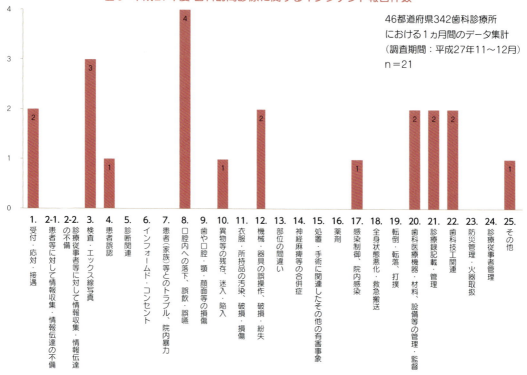

図6 平成27年度 歯科訪問診療に関するインシデント報告件数

46都道府県342歯科診療所における1ヵ月間のデータ集計
（調査期間：平成27年11〜12月）
n=21

参考文献8より引用

〈参考文献〉
1．厚生労働省．主な医療安全関連の経緯．https://www.mhlw.go.jp/stf/seisakunitsuite/bunya/kenkou_iryou/iryou/i-anzen/keii/index.html（2019年2月5日アクセス）．
2．Corrigan JM, Donaldson MS(eds). To Err is Human：Building a Safer Health System. Washington：National Academies Press, 2000.
3．第124回中央社会保険医療協議会2008.2.8 資料3-3平成20年度診療報酬改定における重要改訂項目について（案）．
4．一般社団法人日本歯科医療管理学会（編集）．新版 歯科医療管理—安全・安心・信頼の歯科医療を提供するために—．東京：医歯薬出版，2018．
5．日本歯科医師会．歯科診療所における医療安全を確保するために．東京：日本歯科医師会，2017．
6．厚生労働省．安全な医療を提供するための10の要点．https://www.mhlw.go.jp/topics/2001/0110/tp1030-1f.html（2019年2月4日アクセス）．
7．宮本智行．我が国の歯科医療における良質かつ安全な医療の推進を目指して．医療の質・安全学会誌 2012；7(3)：246-251．
8．森崎市治郎，宮本智行．平成26〜27年度厚生労働省科学研究費補助金地域医療基盤開発推進研究事業「歯科診療所における恒常的な医療安全管理の基盤構築に関する研究」報告書．

事例を活かす視点の
重要性

PART5

浅野倉栄／片山繁樹／高田晴彦

1　ハインリッヒの法則

片山繁樹

「1件の重大事故の裏には、29件の軽症事故と300件のヒヤッとしたことが存在する」という法則があります。アメリカの損害保険会社で調査に携わっていたHerbert William Heinrichが50万件以上の労働災害を検証して導き出した「ハインリッヒの法則」です（図1）。「重大な事故が発生したのは、小さな事象がたくさん堆積したことによる当然の流れである」ということになります。逆に、重大な事故を未然に防ぐには、「ヒヤリ・ハット」を重視し、より大きな事故や問題に発展しないための教訓としなければならないと考えられています。

現在では、医療の分野だけでなく、交通事故、航空機事故などいろいろな分野で、ハインリッヒの法則に基づく安全対策が行われています。

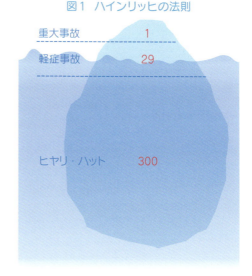

図1　ハインリッヒの法則

重大事故	1
軽症事故	29
ヒヤリ・ハット	300

2　ヒヤリ・ハット報告書がトラブル防止につながる

片山繁樹／高田晴彦

歯科訪問診療の現場でも、さまざまなトラブルが発生します。小さなトラブルであっても「ヒヤリ・ハット報告書」にまとめることにより、スタッフ全員で共有できますし、将来にわたっての情報共有という効果もあります（図2、3）。また定期的に集計し、同じような事例が多い場合には、「医療事故防止マニュアル」を見直して反映することにより、再発防止に役立てられます。

お役立ちコラム 17

活用したい歯科訪問診療ならではのヒヤリ・ハット報告書

高田晴彦

歯科訪問診療では、対象者が有病者であり、診療室とは異なった環境、状況での診療を強いられます。これらすべてがリスクと考え対応したほうがよいでしょう。そこで報告書は、

❶患者さんの病態把握が適切だったか
❷患者さんのとれる体位（座位、仰臥位など）
❸術者の診療体位（立位、ベッドをまたぐ体位など）
❹コンセント、水場などが近くにあるか
❺患者情報を容易に得られる

などの評価が記載できるものがよいでしょう。

図2 歯科訪問診療におけるヒヤリ・ハット報告書の記載例

ヒヤリ・ハット報告書

報告日：平成〇〇年△月×日

報告者：高田晴彦

A ヒヤリ・ハット当事者	
①職種	歯科医師
②年齢	60歳
③性別	男
④歯科訪問診療習熟度	約20年

B 歯科訪問診療対象患者	
⑤基礎疾患	糖尿病、高血圧症
⑥処置可能の判断	①可能　　②応急処置のみ　　③不可能
⑦処置計画	①観血処置　　②麻酔　　③投薬　　④その他（　　）

C ヒヤリ・ハット発生時			
⑧曜日	水曜日		
⑨時間	午後1時		
⑩場所	患者宅		
⑪診療体位（患者）	①座位　　②仰臥位　　③その他（　　　）		
⑫診療体位（術者）	①座位　　②立位　　③その他（ベットをまたぐ　）		
⑬診療環境	①水場が	近くにある	近くにない
	②コンセントが	近くにある	近くにない
	③照明ライトが	ある	ない
⑭情報収集	①キーパーソンが	いる	いない
	②患者の生活リズム	把握	把握していない

D ヒヤリ・ハットの内容、状況	
どんな時	抜歯時
どうなった	半覚醒状態だったため処置を断念

E アクシデントに至らなかった理由
いつもの訪問時とは違い、半覚醒状態で問いかけに応じない

F 再発を防止するために
内科で観血処置可能の報告を受けても、処置当日の全身状態を確実に把握する

PART5 事例を活かす視点の重要性　113

図3 図2のヒヤリ・ハット事例の経過について

患者：初診時77歳／男性
主訴：せんべいを食べて歯が取れた
傷病名：糖尿病、高血圧症
服用薬：ノルバスク®（アムロジピンベシル酸塩）、グリコラン®（メトホルミン塩酸塩）
訪問先：在宅

初診時（平成21年11月27日）

「せんべいを食べて歯が取れた」とのことでしたが、実際は義歯の鉤歯だった $\overline{4|}$ が、歯ごと抜けてしまった状態でした。

本症例で問題となるのは、
① 糖尿病があり、血糖のコントロールができていない
② 現在、ノルバスク®、グリコラン®にて服薬治療中だが、薬を飲んだり飲まなかったりと服薬管理ができていない
③ お酒好きで毎晩2合の晩酌は欠かさないが、そのときにおかずをつまみで摂り、ご飯を食べないという点が挙げられました。

そのほかアレルギーはなく、服薬下では血圧はコントロールされています（122/70mmHg）。初診当日前夜は睡眠がとれ、体調は良好で歯科治療に不安はありませんでした。

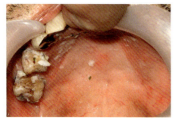 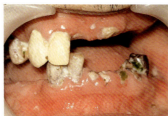 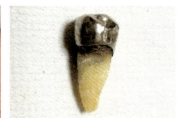

せんべいを食べて歯が取れたとのことだったが、$\overline{4|}$ が歯ごと自然脱落した状態であった。上下顎義歯を外してケアした形跡はほぼない。

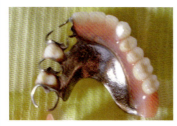 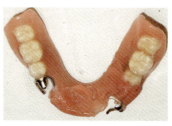

上顎は金属床の部分床義歯、下顎は前歯部が脱離した状態の義歯。

治療経過

初診直後：
- 医科主治医と電話で現在の病態を確認。

初診より21日後（平成21年12月18日）：
- 初診時（平成21年11月27日）の血糖が不安定だったが、平成21年12月18日に血糖が安定したとの報告があった。
- そこで平成21年12月28日に抜歯を行うこととなった。止血は圧迫と縫合を予定。

初診より28日後（平成21年12月25日）：
- 術前に抗菌剤であるセフゾン®カプセル（セフジニル）100mgを1日3回、2日分処方した。
- 食の確保を第一と考え、上下義歯を装着。

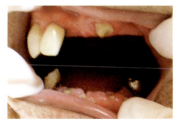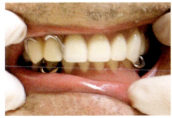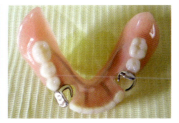

食の確保を第一に考え、残存歯を鉤歯とした部分床義歯を製作・装着した。

初診より31日後（平成21年12月28日、抜歯当日）：
- 体調を確認すると、話しかけに対し目を開けず意識不明瞭であった。家族に確認すると朝食も摂らず、話もせずとのこと。そこで抜歯を断念し、口腔のケア、義歯調整にとどめた。
→113ページのヒヤリ・ハット報告書を作成

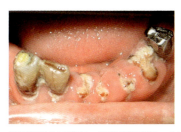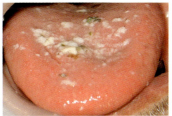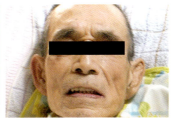

抜歯当日の口腔内。口腔清掃を行っておらず、食物残渣が多く残留していた。また、話しかけに対し応答はなく、いつもと違う状態だったため、処置を取り止め医科主治医に現況を報告した。

初診より約2ヵ月後（平成22年1月20日）：
- いまだ体調が不安定で、口腔清掃も不良のため、週1回の口腔のケアを行ったうえで再度計画を立てることとなった。

平成22年1月21日：
- ケアマネジャーから右のメールが届いた。

> お世話になっております。
> メールでのご挨拶を失礼致します。
>
> 21日、深夜にご本人が亡くなられたとご家族より連絡をいただきました。原因は肺炎とのことで、痛みもなく眠るようだったとのことでした。
>
> 訪問歯科では情報を送っていただくなど、大変お世話になり、ありがとうございました。
>
> 　　　　　○△○ステーション
> 　　　　ケアマネジャー○◎△○
> 　　　　　　平成22年1月21日

3 活用したい！インシデントの発生・再発防止のための分析方法

浅野倉栄

歯科医療現場ではヒヤリ・ハット、アクシデントを含めたさまざまなインシデントを事前に想定しておく必要があります（図4）。インシデントを回避するための主な分析法に、FMEA、RCA、SHELL分析があります（図5）。「人はミスを犯すもの」を念頭に、つねにリスク回避を意識した行動が必要であり、これらの分析法を活用することが望ましいです。

2007（平成19）年の医療法の一部改正では、安心・安全な歯科医療の提供に関する項目が盛り込まれ、歯科医療現場でも外来環境加算などの算定要件において、生体情報を管理する機材の設置が推奨されています。

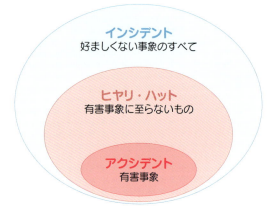

図4 歯科医療現場で想定しておきたいインシデント

インシデント
好ましくない事象のすべて

ヒヤリ・ハット
有害事象に至らないもの

アクシデント
有害事象

図5 リスク回避のための分析法

FMEA
(failure mode and effects analysis)

日本では「失敗モード影響分析法」と呼ばれ、起きる可能性のある事故を事前に予測して、発生を防ぐ方法です。

RCA
(root cause analysis)

「根本原因分析」とも言い、実際に発生した事例を分析して原因を同定し、対応策を立案することで、インシデントの再発を防止する方法です。

SHELL分析

人間の行動は「ソフト面」「ハード面」「環境面」「人的面」などの要因から決定されると想定し、事故発生の要因を分析し、再発を防止することが目的です。

医療事故調査制度
について

PART6

片山繁樹／宮本智行

1 医療事故調査制度とは

医療事故調査制度は、2015（平成27）年10月1日に施行されました。その目的は、医療の安全を確保するために、医療事故の再発防止を行うこととされています。

歯科医療機関での予期せぬ死亡事例としては、
❶アナフィラキシーによるもの
❷局所麻酔によるもの
❸医薬品などによるもの
❹患者さんの持病に起因するもの
❺歯冠補綴物や歯科材料等の口腔内への落下や誤飲・誤嚥によるもの
❻嘔吐や出血等による上気道閉塞（窒息）によるもの
❼口腔および顎顔面領域の重篤な感染症によるもの
❽その他

などが想定されています。

普段の歯科診療で患者さんが亡くなるということは、患者さんも医療機関も想像していません。したがって、病院の歯科口腔外科や小規模な歯科診療所においても、死亡事例が発生した場合には、医療法第六条の十五第一項の規定に基づき厚生労働大臣が指定した「医療事故調査・支援センター」（日本医療安全調査機構）に管理者が報告しなければなりません。

2 医療事故調査制度の対象事案とは

医療法上、医療事故調査制度の対象となる医療事故は、「医療事故（当該病院等に勤務する医療従事者が提供した医療に起因し、または起因すると疑われる死亡または死産であって、当該管理者が当該死亡または死産を予期しなかったものとして厚生労働省令で定めるもの）」とされております。表1に示すように、この2つの状況を満たす死亡または死産が、届出対象に該当します。

表1 医療事項となるもの

	医療に起因し、または起因すると疑われる死亡または死産	左記に該当しない死亡または死産
管理者が予期しなかったもの	制度の対象事案	
管理者が予期したもの		

3 医療事故調査の内容とは

医療法では、医療機関の管理者は「医療事故が発生した場合には、厚生労働省令で定めるところにより、速やかにその原因を明らかにするために必要な調査を行わなければならない」とされています。

医療機関が行う医療事故調査の具体的な手法については、医療法施行規則第一条の十の四第一項に規定されたとおり、表2の事項について必要な範囲で情報の収集・整理を行うこととなります。また、調査の過程において可能なかぎり匿名性の確保に配慮することとしています。

表2 医療事故調査の内容

❶診療録その他の診療に関する記録の確認
　例：カルテ、画像、検査結果等
❷当該医療従事者のヒアリング
❸その他の関係者からのヒアリング
　＊遺族からのヒアリングが必要な場合もあることも考慮する
❹医薬品、医療機器、設備等の確認
❺解剖または死亡時画像診断（Ai）については解剖または死亡時画像診断（Ai）の実施前にどの程度死亡の原因を医学的に判断できているか、遺族の同意の有無、解剖または死亡時画像診断（Ai）の実施により得られると見込まれる情報の重要性などを考慮して実施の有無を判断する
❻血液、尿等の検体の分析・保存の必要性を考慮

4 現場の歯科医師や歯科衛生士の責任の追及について

医療事故調査制度の目的は医療の安全を確保するために医療事故の再発防止を行うことであり、責任追及を目的としたものではありません。施行通知においても、その旨を院内調査報告書の冒頭に記載することとしています。

医療法では、医療機関が自ら調査を行うことと、医療機関や遺族から申請があった場合に、医療事故調査・支援センターが調査することができると規定されています。これは、今後の医療の安全を確保するため医療事故の再発防止を行うものであり、すでに起きた事案の責任を追及するために行うものではありません。

報告書を訴訟に使用することについて、刑事訴訟法、民事訴訟法上の規定を制限することはできませんが、各医療機関が行う医療事故調査や、医療事故調査・支援センターが行う調査の実施にあたっては、本制度の目的を踏まえ、医療事故の原因を個人の医療従事者に帰するのではなく、医療事故が発生した構造的な原因に着目した調査を行い、報告書を作成することになっています。

制度開始以来、3年以上経過していますが、この方針に沿った運営がなされています。

5 医療事故調査の流れ

図1は、医療事故調査の流れです。医療機関は、医療事故の判断を含め、調査の実施に関する支援を、「医療事故調査・支援センター」(表3)または「医療事故調査等支援団体」に求めることができます。

「医療事故調査等支援団体」は、歯科では都道府県歯科医師会、日本歯科医師会、日本歯科医学会連合などです(表4〜6)。122ページ図2に、歯科診療所における医療事故調査の流れと各団体の役割を示します。

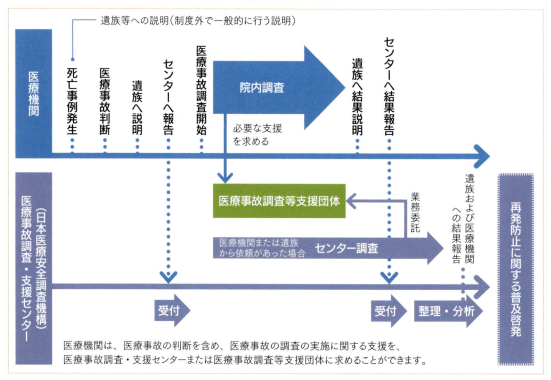

図1 医療事故調査の流れ　　参考文献1より引用

表3 医療事故調査・支援センターの7つの業務

❶医療機関の院内事故調査の報告により収集した情報の整理および分析を行う。
❷院内事故調査の報告をした病院等の管理者に対し、情報の整理および分析の結果の報告を行う。
❸医療機関の管理者が「医療事故」に該当するものとして医療事故調査・支援センターに報告した事例について、医療機関の管理者または遺族から調査の依頼があった場合に、調査を行うとともに、その結果を医療機関の管理者および遺族に報告する。
❹医療事故調査に従事する者に対し医療事故調査に係る知識および技能に関する研修を行う。
❺医療事故調査の実施に関する相談に応じ、必要な情報の提供および支援を行う。
❻医療事故の再発の防止に関する普及啓発を行う。
❼その他医療の安全の確保を図るために必要な業務を行う。

表4　医療法で定められた医療事故調査等支援団体の役割

第六条の十一
二　病院等の管理者は、医学医術に関する学術団体その他の厚生労働大臣が定める団体（法人でない団体にあっては、代表者又は管理人の定めのあるものに限る。次項及び第六条の二十二において「医療事故調査等支援団体」と言う。）に対し、医療事故調査を行うために必要な支援を求めるものとする。
三　医療事故調査等支援団体は、前項の規定により支援を求められたときは、医療事故調査に必要な支援を行うものとする。

〈参考：参議院厚生労働委員会付帯決議〉
院内事故調査および医療事故調査・支援センターの調査に大きな役割を果たす医療事故調査等支援団体については、地域間における事故調査の内容および質の格差が生じないようにする観点からも、中立性・専門性が確保される仕組みの検討を行うこと。また、事故調査が中立性、透明性および公正性を確保しつつ、迅速かつ適正に行われるよう努めること。

表5　医療事故調査等支援団体による支援

❶医療事故の判断
　管理者が判断するうえでの支援として、センターおよび支援団体は医療機関からの相談に応じられる体制を設ける。

❷院内調査
【助言】
・調査手法に関すること
・報告書作成に関すること（医療事故に関する情報の収集・整理・報告書の記載方法など）
・院内事故調査委員会の設置・運営に関すること（委員会の開催など）

【技術的支援】
・解剖、死亡時画像診断に関すること（施設・設備等の提供含む）
・院内調査に必要な専門家の派遣

※支援団体となる団体の事務所等の既存の枠組みを活用したうえで団体間で連携して、支援窓口や担当者を一元化すること、またその際にはある程度広域でも連携がとれるような体制構築を目指すこと。

表6　医療事故調査等支援団体一覧

参考文献1より引用

●職能団体
（公社）日本医師会及び（一社）都道府県医師会
（公社）日本歯科医師会及び（一社）都道府県歯科医師会
（公社）日本薬剤師会及び（一社）都道府県薬剤師会
（公社）日本看護協会及び（公社）都道府県看護協会
（公社）日本助産師会及び（一社）都道府県助産師会
（一社）日本病院薬剤師会
（公社）日本診療放射線技師会
（一社）日本臨床衛生検査技師会
（公社）日本臨床工学技士会

●病院団体等
（一社）日本病院会及びその会員が代表者である病院
（公社）全日本病院協会及びその会員が代表者である病院
（一社）日本医療法人協会
（公社）日本精神科病院協会
（公社）全国自治体病院協議会及びその会員が代表者である病院
（一社）全国医学部長病院長会議及びその会員が代表者である大学の医学部または病院
（公財）日本医療機能評価機構

●病院事業者
（独）国立病院機構

（独）労働者健康安全機構
（独）地域医療機能推進機構
（国研）国立がん研究センター
（国研）国立循環器病研究センター
（国研）国立精神・神経医療研究センター
（国研）国立国際医療研究センター
（国研）国立成育医療研究センター
（国研）国立長寿医療研究センター
日本赤十字社
（福）恩賜財団済生会
全国厚生農業協同組合連合会の会員である厚生農業協同組合連合会
（福）北海道社会事業協会
国家公務員共済組合連合会

●学術団体
日本医学会に属する学会（内81学会）
日本歯科医学会
（一社）日本医療薬学会
（一社）日本看護系学会協議会の社員である学会
（一社）医療の質・安全学会
（一社）医療安全全国共同行動

図2 歯科診療所における医療事故調査の流れと各支援団体の役割

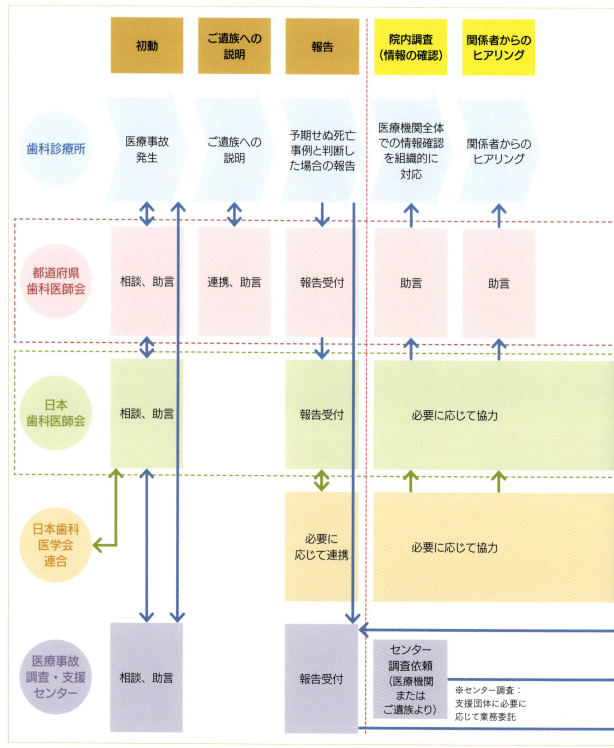

作成：日本歯科医師会常務理事・瀬古口精良
参照資料：厚生労働省ホームページ、日本歯科医師会医療安全対策委員会第2次中間答申（平成27年8月）
平成28年9月30日作成時点

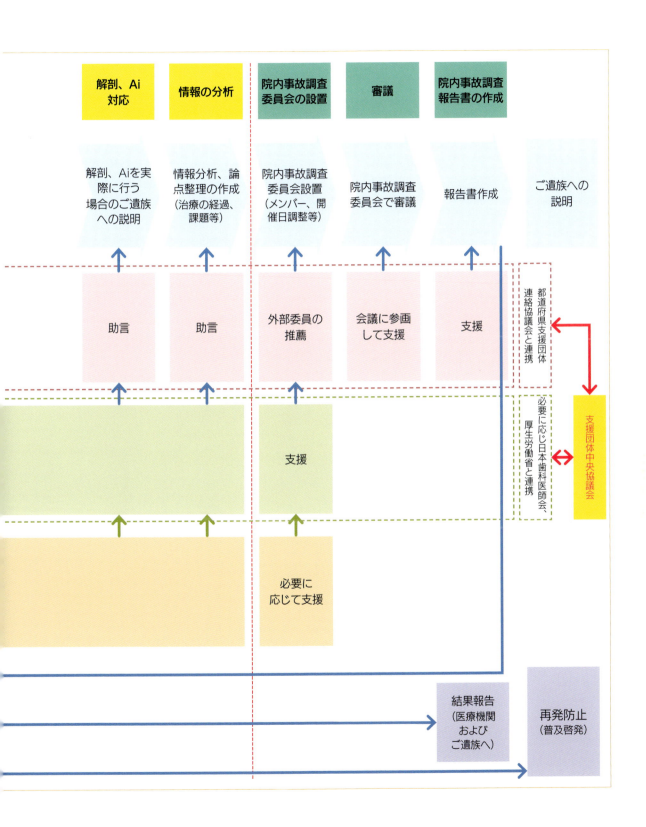

PART6 医療事故調査制度について

6 医療事故調査制度の最近の動向

本制度が2015（平成27）年10月に始まってから、3年以上が経過しております。2019（平成30）年9月までの3年間で総数1,129件の医療事故の報告がなされており、医療事故の再発防止に向けた提言として計6編が公開されています[2]。

歯科診療に関連するアナフィラキシーの医療事故報告例として、抜歯のため歯科用局所麻酔薬などを使用後に全身状態が悪化したため救急処置を開始し、高次医療機関に搬送するも2日後に死亡した60代男性の症例の提示がなされています。

〈参考文献〉
1. 医療事故調査・支援センター. 医療事故調査の流れ. https://www.medsafe.or.jp/modules/about/index.php?content_id=2（2019年2月4日アクセス）.
2. 医療事故調査・支援センター一般社団法人 日本医療安全調査機構. 医療事故の再発防止に向けた提言 第3号 注射剤によるアナフィラキシーに係る死亡事例の分析. 平成30年1月. https://www.medsafe.or.jp/uploads/uploads/files/teigen-03.pdf（2019年2月4日アクセス）.

PART7

付録

付録**1** 医療安全ポケットマニュアル

付録**2** 歯科診療所での医療安全チェックシート

付録**3** 経営面から考える"安全な"歯科訪問診療の提供

高田晴彦／中島　丘／宮本智行

付録1 医療安全対策ポケットマニュアル

中島　丘／宮本智行

　歯科訪問診療は、診療室での診療と異なり、"アウェーでの戦いを強いられる"環境です。そのためインシデントが起きた際の迅速かつ確実な対応がより一層求められます。とはいえ、予期せぬ事態には誰もが慌ててしまうものです。そこで本書では、「医療安全対策ポケットマニュアル」を各歯科医院で作成し、歯科訪問診療時にポケットに入れてつねに必携することをお勧めします。事故等が起きた際の対応をこのマニュアルで確認することができます。

　ここでは、マニュアル作成の参考例として故・中島　丘先生が、生前に執筆されたものを紹介します。これらを参考にして各医院でオリジナルのものを作成してください。なお、マニュアルは随時更新していくことも大切です。

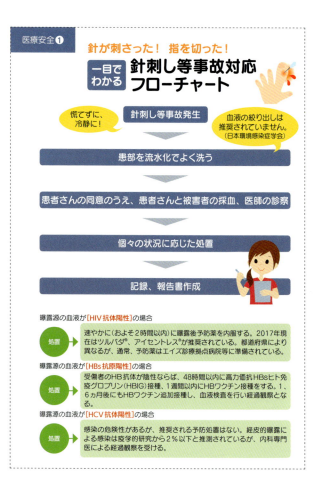

医療安全 ❷ とっさに確認！
バイタルサインの基準値（成人）と危険信号

バイタルサイン ❶ 血圧

[基準値] 最高血圧：110〜130mmHg
[基準値] 最低血圧：60〜90mmHg

- 最高血圧60mmHg未満は、生命に関わる重篤な状態（ショック状態など）で危険！
- 最高血圧200mmHg以上は、脳出血の危険が高まる！
- 日常的に最高血圧が140mmHg以上、または最低血圧が90mmHg以上は「高血圧」

バイタルサイン ❷ 脈拍

[基準値] 60〜100回/分

- 100回/分以上は「頻脈」。原疾患として甲状腺機能亢進、心不全などの可能性あり！歯科治療による緊張時や局所麻酔後の頻脈に注意！
- 60回/分以下は「徐脈」。原疾患として心疾患、ジキタリス内服などの可能性あり！注射針刺入時の血管迷走神経反射（疼痛性ショック）による徐脈に注意！
- 1つ2つ抜けて不規則な脈拍は「不整脈」

バイタルサイン ❸ 呼吸

[基準値] 12〜20回/分

- 途切れ途切れの呼吸（死戦期呼吸）は心停止のサイン！ただちに心肺蘇生を開始
- 女性で30回/分以上の呼吸（過換気）は、精神的緊張の可能性あり！落ちつくまで歯科診療は控える
- 心不全や喘息などの患者さんが呼吸困難になった場合、楽に呼吸ができる座位や後ろに寄りかかる姿勢（起座呼吸）にする

バイタルサイン ❹ 体温

[基準値] 36〜37℃（腋窩温）

- 37〜37.5℃前後は「微熱」、39〜41℃は「高熱」
- 根尖性歯周炎、智歯周囲炎などの炎症性反応では、体温が平常より高くなる！

＊バイタルサインでは、上記4つに意識レベルを付け加える場合もあります。

医療安全 ❸ 迅速な対応を！
心肺蘇生法

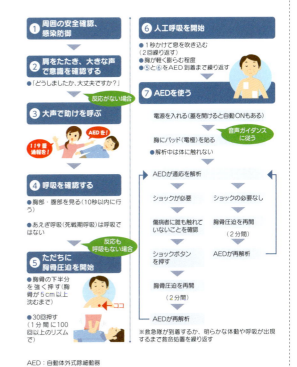

※救急隊が到着するまで、明らかな体動や呼吸が出現するまで救命処置を繰り返す

AED：自動体外式除細動器

医療安全 ❹ 患者さんが健康診断結果を見せてくれた！
パッと見てすぐわかる血液検査値

血液一般検査値

検査	基準値	値の意味
WBC（白血球数）	男：3.8〜9.8×10³/μL 女：3.5〜9.1×10³/μL	感染症があると増加する値
RBC（赤血球数）	男：420〜570×10⁴/μL 女：376〜500×10⁴/μL	多血症で増加し血栓ができやすい。貧血・ビタミンB₁₂欠乏症時などで値が低い
Hb（ヘモグロビン量）	男：13.2〜17.6g/dL 女：11.3〜15.2g/dL	赤血球の色素（ヘモグロビン）で酸素運搬能をみるための値
Ht（ヘマトクリット値）	男：39.2〜51.8% 女：33.4〜44.9%	血液中の赤血球容積率

例：貧血ではRBC、Hb、Htが低い

生化学検査値

検査		基準値	値の意味
肝機能	AST	10〜40U/L	肝炎・肝硬変では値が高い
	ALT	6〜40U/L	
	LDH	120〜240U/L	
	ZTT	3〜12U	
	γ-GTP	男：80U/L以下 女：30U/L以下	アルコール性肝障害では値が高い
	ALP	100〜350U/L	胆嚢障害では値が高い
	総タンパク	6.5〜8.2g/dL	栄養障害では値が低い
	アルブミン	3.7〜5.3g/dL	
	A/G比	1.1〜2.0	
	総ビリルビン	0.2〜1.2mg/dL	肝疾患、胆道系疾患では値が高い
腎機能	尿素窒素	8.0〜21.0mg/dL	腎機能が低下していると値が高い
	クレアチニン	男：0.50〜1.10mg/dL 女：0.40〜0.80mg/dL	
	尿酸	男：2.5〜7.0mg/dL 女：2.0〜7.0mg/dL	
脂質検査	総コレステロール	130〜219mg/dL	脂質代謝異常症で増加し、動脈硬化疾患（狭心症、心筋梗塞、脳卒中）のリスクが高まる
	中性脂肪	35〜149mg/dL	
	HDL（善玉）コレステロール	男：40〜75mg/dL 女：40〜83mg/dL	基準値以下では動脈硬化になりやすい
糖代謝	空腹時血糖	70〜109mg/dL	糖尿病では値が高い
	HbA1c（NGSP値）	4.6〜6.2%	
膵機能	血清アミラーゼ	38〜137U/L	膵炎、耳下腺炎では値が高い

注：検査機関によって基準値は異なる。

医療安全 ❺ もしも救急医に連絡することになったら
ココに連絡！これだけは伝えて！

救急車の手配は119番

連携医の連絡先　連絡先を記入しておきましょう

救急病院：＿＿＿＿＿＿＿＿＿＿＿＿＿＿＿＿＿＿＿＿＿＿
　　　　　（名称）　　　　　　　　　（電話番号）

近隣病院・医院：＿＿＿＿＿＿＿＿＿＿＿＿＿＿＿＿＿＿＿
　　　　　　　　（名称）　　　　　　（電話番号）

救急車の手配で伝えること　住所等を記入しましょう

❶「救急です」

❷「住所は＿＿＿＿＿＿＿、＿＿＿＿＿＿＿です」
　　　　（訪問先の住所）　　（訪問先）

❸「目標になる建物は、＿＿＿＿＿＿＿＿＿＿です」
　　　　　　　　　　（目安になる建物）

❹「歯科訪問診療中の患者さんが＿＿＿＿＿＿＿＿＿＿＿＿です」
　（例：61歳女性、胸が痛く苦しいなど状態を説明する）

❺「私の名前は＿＿＿の＿＿＿の＿＿＿です」
　　　　　　（歯科医院の名称）（職種）（あなたの名前）

❻「こちらの電話番号は＿＿＿＿＿＿＿＿です」
　　　　　　　　　　　（電話番号）

医療安全 ⑥ パッと見てすぐわかる！ よくある服用薬 PART 1

服用薬を知ることは、全身状態の把握につながり、歯科治療で注意しなければいけません。チェアサイドでチェックするのに、下記に示す「よく服用されている薬効分類別薬剤」の一覧を活用しましょう。

高齢者に多い薬です。
ここで示したものはすべて商品名です。

① 循環器用薬

降圧薬		プロプレス®、ディオバン®、アダラート®、ノルバスク®、アムロジン®、レニベース®、ミカルディス®、アーチスト® ＊処方医師の使用経験から、第１選択薬を合併症ごとに使い分けている場合がある （例：糖尿病を合併……ミカルディス®を選択、狭心症を合併……ノルバスク®を選択、脳血管障害を合併……アムロジン®を選択）
抗血栓薬 心筋梗塞や脳卒中（脳梗塞）の血栓防止のための薬	抗凝固薬	ワーファリン®、プラザキサ®、イグザレルト®、エリキュース®
	抗血小板薬 血小板のはたらきをおさえて、血液が固まるのを防ぐ	プラビックス®、プレタール®、バイアスピリン®、オパルモン®、エパデール®、アンプラーグ®、パナルジン®
心不全に用いる薬		ニトロール®、ラシックス®、アルダクトン®、フランドル®テープ

② 中枢神経系用薬

解熱鎮痛消炎薬	ボルタレン®、ロキソニン®、ブルフェン®、カロナール®
抗精神病薬	セレネース®、リスパダール®、ヒルナミン®
抗うつ薬	レクサプロ®、トレドミン®、アモキサン®、アナフラニール®
抗不安薬	セルシン®、デパス®、コンスタン®、ワイパックス®
抗パーキンソン薬	アキネトン®、ピレチア®
抗てんかん薬	デパケン®、アレビアチン®、テグレトール®
抗認知症薬	アリセプト®、イクセロン®、抑肝散（漢方）

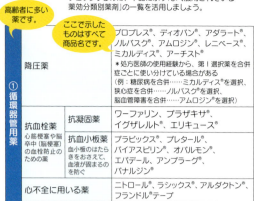

医療安全 ⑦ パッと見てすぐわかる！ よくある服用薬 PART 2

糖尿病や痛風のある方に用いられる薬です。

③ 代謝性医薬品

糖尿病用薬	糖の吸収速度を遅らせる薬	ベイスン®、グルコバイ®
	インスリンを出させ、糖を取り込む薬	グリミクロン®、オイグルコン®、ダオニール®、アマリール®、スターシス®、ファスティック®、アクトス®
	インスリン製剤（注射薬）	ノボラピッド®、ノボリン®、イノレット®、ヒューマログ®、ランタス®
脂質異常症治療薬（高脂血症薬）		メバロチン®、リピトール®、クレストール®

④ 消化管用薬

抗潰瘍薬	プロトンポンプ阻害薬（PPI） 胃酸分泌抑制薬	オメプラール®、オメプラゾン®、タケプロン®
	H₂受容体拮抗薬	ザンタック®、ガスター®、タガメット®
	プロスタグランジン製剤	サイトテック® 鎮痛剤の長期服用で生じる潰瘍（NSAIDs潰瘍）に効果的
ヘリコバクター・ピロリ3剤併用除菌療法		抗菌剤のアモキシシリン（この他サワシリン®、パセトシン®、アモリン®など）とクラリスロマイシン（その他クラリス®、クラリシッド®など）に加え、どれか１種類のPPI阻害薬を併用
胃粘膜保護薬		ムコスタ®、セルベックス®、ガストローム®

⑤ その他

気管支喘息に用いる薬	テオドール®、ホクナリン®テープ、メプチンエアー®、メジコン®（鎮咳薬）、トランサミン®（止血目的の抗プラスミン薬）、ムコダイン®（去痰薬）
抗アレルギー薬	アレロック®、インタール®、ザジテン®、シングレア®

これらの薬も知っておくとよいです。

医療安全 ⑧ 糖尿病患者さんの 服用薬＆注意点リスト

食事療法や運動療法により血糖値がコントロールできない患者さんでは、経口糖尿病薬による治療や、インスリン注射が行われています。服用薬および臨床時の注意点をリストで確認しておきましょう。

経口糖尿病薬

① スルホニル尿素薬 膵臓に直接はたらきかけて、インスリン分泌を促進させる薬	オイグルコン®、ダオニール®、グリミクロン®、アマリール® [注意] 空腹時血糖も食後の血糖も区別なく１日の血糖値を全体的に下げるため、低血糖に留意が必要。また、アドレナリン添加局所麻酔薬の使用時には血糖値を上昇させることがある
② グリニド薬 スルホニル尿素薬より作用が速く発現し、服薬後の短時間だけ作用する速効型インスリン分泌促進薬	ファスティック®、スターシス®、グルファスト®、シュアポスト® [注意] 服薬後にすぐに食事を摂らないと低血糖が起きる可能性がある
③ ビグアナイド薬 肝臓からの糖放出抑制、小腸からのブドウ糖吸収抑制、筋肉・脂肪組織からのブドウ糖の取り込みを促進する薬	ジベトス®、グリコラン®、メトグルコ®
④ チアゾリジン薬 インスリン抵抗性（インスリンに対する体の反応が鈍くなって血糖値が下がらない）を改善する薬（内臓脂肪が多く肥満気味の方に多い）	アクトス®
⑤ α-グルコシダーゼ阻害薬 糖質の消化吸収を遅らせることで食後の過血糖のみを抑える薬	グルコバイ®、ベイスン®、セイブル®

インスリン注射製剤

ノボラピッド®、ノボリン®、イノレット®、ヒューマログ®、ランタス®

患者さんから聞きたいこと、確認したいこと
- ☐ グリコヘモグロビン検査値（HbA1c：国際標準値6.5%以上で糖尿病）
- ☐ 血糖値（空腹時血糖70〜109mg/dL、食後2時間値140mg/dLが基準値）
- ☐ 食事を摂取した時間と糖尿病治療薬の使用について（服薬時間）
- ☐ 歯が痛くて食事をしていないか、食事の摂取量が少なくなっていないか
- ☐ 歯肉の腫れや口渇がないか、傷（皮膚の切り傷）の治りが悪くないか

（参考文献）日本糖尿病学会（編集）．糖尿病治療ガイド2010．東京：文光堂，2010．

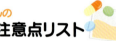

医療安全 ⑨ 高血圧の患者さんの 服用薬＆注意点リスト

高血圧患者さんでは主に降圧薬を服用しています。これは脳血管疾患や虚血性心疾患、腎疾患を防ぐ目的で用いられる薬です。病態や検査値から降圧薬を選択しますが、単剤での降圧が困難なときには多剤を用います。服用薬および臨床時の注意点をリストで確認しておきましょう。

① カルシウム拮抗薬 血管平滑筋のカルシウムチャネルにカルシウムが結合するのを阻止し、血管を拡張する薬	アムロジン®、ノルバスク®、ペルジピン®、アダラート®、カルブロック®、コニール®、ヘルベッサー® [注意] マクロライド系抗菌剤（エリスロマイシン）やグレープフルーツは、作用を増強させる。またプラークコントロールが不十分な場合、歯肉肥大やエプーリスを発症させる
② アンジオテンシンⅡ受容体拮抗薬 血管を収縮させるアンジオテンシンⅡを阻止する薬	ニューロタン®、オルメテック®、ミカルディス®、ディオバン®、プロプレス®、アバプロ®
③ アンジオテンシン変換酵素阻害薬 腎臓にはたらきかけて血管を広げ、血圧を低下させるブラジキニンが欠乏しないようにする薬	ロンゲス®、レニベース®、コバシル®、タナトリル®
④ 利尿薬 尿の出を良くして塩分や水分を減らし、降圧する薬	ナトリックス®、ラシックス®、アルダクトンA®
⑤ β遮断薬 心臓のポンプ機能を緩やかにして降圧する薬。狭心症、心筋梗塞、心不全を合併する際に用いる	テノーミン®、メインテート®、セロケン® [注意] アドレナリン添加局所麻酔薬の使用は、血圧上昇による脳出血、迷走神経反射から徐脈をともなう不整脈の報告があり、注意を要する
⑥ α遮断薬 血管の収縮を抑えて降圧する薬。妊娠高血圧症候群で用いられる	ミニプレス®、カルデナリン®

患者さんから聞きたいこと、確認したいこと
- ☐ むくみや立ちくらみがないか
- ☐ 「何か変だな？　いつもと違うようだ」と感じることはないか
- ☐ 血圧がだいぶ下がったため、自己判断で飲む回数や量を減らしていないか
- ☐ 尿タンパクが出ていないか
- ☐ 薬の種類が追加されたり、変更になっていないか

医療安全❿

脳血管疾患・心臓血管疾患の患者さんの
服用薬&注意点リスト
PART 1

脳血管疾患と心臓血管疾患は密接な関連があり、高血圧、脂質異常症、喫煙、糖尿病、高尿酸血症、肥満などが危険因子となっています。危険因子を改善するために降圧薬や血管拡張薬、抗血栓薬、脂質異常症治療薬などが処方されています。服用薬および臨床時の注意点をリストで確認しておきましょう。

①冠状動脈の血流改善や心筋収縮力を高め、心筋に十分な酸素を送り込むための薬	硝酸薬	貼付	フランドル®テープ、ミリステープ®、バソレーター®テープ
		内服	ニトロール®、フランドル®錠、アイトロール®、シグマート®
		舌下	ニトロペン®(発作時)、ミオコール®スプレー(発作時)
	アンジオテンシン変換酵素阻害薬		レニベース®、タナトリル®、オドリック®、セタプリル®
	アンジオテンシンⅡ受容体拮抗薬		ニューロタン®、プロプレス®、ディオバン®
	カルシウム拮抗薬		アダラート®、バイミカード®、ノルバスク®、ヘルベッサー®

[注意]発作時に用いる錠剤は、患者さんが財布等に入れている場合があるため、あらかじめ所持しているかを確認しておくとよい
[注意]カルシウム拮抗薬は、プラークコントロールが不十分な場合、歯肉肥大やエプーリスを発症させる

②脈を落ちつかせ、心臓収縮力を高め心機能を改善する薬	抗不整脈薬	メキシチール®、シベノール®、アンカロン®
	β遮断薬	テノーミン®、メインテート®、ロプレソール®
	カルシウム拮抗薬(心拍数抑制作用がある)	ワソラン®、ヘルベッサー®
	強心薬	カルグート®、タナドーパ®、アカルディ®カプセル
	ジギタリス製剤(心収縮力増強薬)	ジゴシン®、ラニラピッド®

[注意]β遮断薬服用時のアドレナリン添加局所麻酔薬の使用は、血圧上昇による脳出血、迷走神経反射から除脈をともなう不整脈の報告があり、注意を要する

医療安全⓫

脳血管疾患・心臓血管疾患の患者さんの
服用薬&注意点リスト
PART 2

| ③コレステロール値や中性脂肪を下げ、動脈硬化を防ぐ薬 | 脂質異常症治療薬(高脂血症薬) | 主にコレステロール値を下げる薬 | メバロチン®、リポバス®、ローコール®、リピトール® |
| | | 中性脂肪値が特に高い場合(高トリグリセリド血症)に用いる薬 | シンレスタール®、ベザトール®SR |

| ④利尿により降圧、循環血液量、1回拍出量を減少させ、心臓の負担を軽減する薬 | | ラシックス®、ダイアート®、アルダクトン®A |

⑤血栓(血液の固まりで血管が詰まってしまう状態)を防ぐ薬	抗血小板薬	バイアスピリン®、パナルジン®、プラビックス®、エパデール®
	抗凝固薬	ワーファリン
	直接経口抗凝固薬	プラザキサ®、イグザレルト®、エリキュース®

[注意]ワーファリン服用時には納豆、緑黄野菜は摂取注意が必要。現在は、抜歯などの処置時には通常服薬を継続する
[注意]直接経口抗凝固薬(DOAC)はワーファリンとは異なり、抜歯前の休薬が考慮される
[注意]プラザキサ®服用時には歯肉出血しやすい場合があるため注意する

疾患の分類

脳血管疾患に含まれる疾患	心臓血管疾患に含まれる疾患	患者さんから聞いておきたいこと
脳出血、くも膜下出血、脳梗塞、高血圧脳症	冠動脈疾患(狭心症・心筋梗塞)、脈の乱れを起こす疾患、心筋、心臓弁膜疾患、先天性心疾患	□ 渇感がないか □ 歯肉出血はないか □ 歯肉の腫れはないか □ 立ちくらみはないか

医療安全⓬

精神疾患のある患者さんの
服用薬&注意点リスト

精神疾患で使用する薬剤は、主に脳の神経伝達物質に作用します。服用薬と臨床での注意点をリストで確認しておきましょう。

抗うつ薬	三環系抗うつ薬	アナフラニール®、トフラニール®、ノリトレン®
	四環系抗うつ薬	テトラミド®、ルジオミール®、テシプール
	選択的セロトニン再取込阻害薬(SSRI)	パキシル®、ルボックス®、デプロメール®、ジェイゾロフト®、レクサプロ®
抗精神病薬		ウインタミン®、コントミン®、セレネース®、ドグマチール®、リスパダール®、ルーラン®、ジプレキサ®、クロザリル®、エビリファイ®
抗不安薬		リーゼ®、デパス®、ワイパックス®、ソラナックス®、エリスパン®、バランス®、セレナール®、レスミット®、メレックス®、メイラックス
睡眠薬		マイスリー®、アモバン®、レンドルミン®、ロヒプノール®、ユーロジン®、ベンザリン®
抗パーキンソン薬	ドーパミン補充薬	ドパゾール、ドパストン
	酵素阻害・レボドパ作用薬	ネオドパストン®、メネシット®、ネオドパゾール®、コムタン®
	受容体作用薬	シンメトレル®、ドミン®、ニュープロ®パッチ
	ノルアドレナリン作用薬	ドプス®
抗けいれん薬		ランドセン®、マイスタン®、テグレトール®、バレリン®、デパケン®、エクセグラン®
抗認知症薬	アセチルコリンエステラーゼ阻害薬	アリセプト®、レミニール®、リバスタッチ®、イクセロン®
	NMDA受容体拮抗薬	メマリー®

患者さんから聞いておきたいこと
□ 口渇はないか
□ 血圧が低かったり、眠気・ふらつきはないか
□ 胃の不快感や便秘、下痢はないか

臨床では特にココに注意!
● 口渇　● 眠気
● 血圧の低下　● ふらつき
ほとんどの薬に共通して多くみられる副作用です。

メモ

付録2　歯科診療所での医療安全チェックシート

宮本智行

　公益社団法人日本歯科衛生士会が作成した「歯科診療所での医療安全チェックシート」というものがあります。これは3枚からなるもので、後半には歯科訪問診療も網羅しております。各歯科医院で活用さ

れることをお勧めします。
（日本歯科衛生士会．歯科診療所での医療安全チェックシート活用について．http://www.jdha.or.jp/pdf/iryoanzen_checksheet.pdfより引用）

歯科診療所での医療安全チェックシート活用について

医療安全チェックシート作成の目的

　平成19年の改正医療法を受けて、医療安全管理は義務化され、歯科衛生士も医療安全に関する十分な知識と技能、的確な対応力を身につけて業務に臨むことが求められました。しかし、医療事故を防止するためには医療従事者個人の努力に依存するだけでは限界があります。医療施設において組織的な医療事故防止システムを構築する必要があり、そのシステムには医療安全チェックシートを活用することが挙げられます。
　改正医療法から10年、今一度日常業務を振り返り、それぞれの歯科診療所の医療安全への取り組みのひとつとして、本チェックシートをご活用ください。

チェックシートの活用法

1. いつチェックするの？・・・毎日または週一回（行う曜日を決めましょう。）
2. 誰がチェックするの？・・・医療安全担当者を決めて行う。または交代で行う。
3. 全ての項目が必要？・・・全員ですべての項目を確認して自院に合わせた内容にすることも可能。
4. 安全対策、分からないことは？・・・いまさら聞けないことも、この機会に院長や先輩等に確認する。

チェックシートの活用の留意点

「歯科診療所での医療安全チェックシート No.1」

			年月日	年月日	年月日	年月日	年月日
Ⅰ①総合的な安全管理	1	医療安全管理の指針が制定されている（マニュアルがある）	（保管場所）				
	2	医療安全管理のための責任者の配置がされている	（役職・氏名）				
	3	医薬品安全管理責任者および医療機器安全管理責任者（常勤歯科衛生士可能）が配置されている	（医薬品安全管理責任者・医療機器安全管理責任者）				
	4	地域救急病院との連携体制を整えている	（連携病院名）				
	5	医療安全管理の指針を定期的に見直し、全スタッフに周知している					
	15	定期的に職員ミーティング（委員会）を開催し、その内容を記録している					
Ⅰ②感染予防	16	院内感染対策の指針（マニュアル）が制定されている	（保管場所）				
	28	個人用防護具（マスク、グローブ、ゴーグル・フェイスガード等）を使用している					

チェックした年月日を最上段に記載し、取り組んでいるという内容に☑をする。

Ⅰ‒①総合的な安全管理について全15項目 No.1～4は一度チェックされたらOK！チェックがついたら、指針（マニュアル）の保管場所、責任者役職及び氏名、各管理責任者、連携病院名を記載する。

Ⅰ‒②感染予防対策は13項目 院内感染予防対策が出来ているか☑をする。

この項目も一度チェックされたらOK！指針（マニュアル）が制定されていれば、その保管場所を記載する。

「歯科診療所での医療安全チェックシート No.2」

			年月日	年月日	年月日	年月日	年月日
Ⅱ診療前	29	術前の確認、診療録から患者の情報・状態（妊娠・授乳含）や禁忌項目（薬・ラテックス・金属等アレルギー含）を把握し、必要に応じて診療情報提供書を作成、照会している					
	39	フルネームを名乗ってもらうだけでなく、IDナンバーや生年月日など、確実な方法にて確認している					
Ⅲ診療中	40	患者の顔面上で器具の受け渡しや持ち替えをしたり、器具を把持したままライトを操作していない					
	52	ユニットは必ず声をかけてから操作し、車椅子からの移動は直ぐに介助出来る体制を取り、高齢者や小児等の移動でも一人にせず、転倒・転落などが起きないよう注意している					
Ⅳ診療後	53	局所麻酔や処置をした患者には舌・頬・口唇を火傷したり、噛んだりしないように説明している					
	56	診療録や業務記録などを遅滞なく記載し、適切に管理を行っている					

チェックシートNo.2は日常業務の
☑ Ⅱ診療前の安全対策
Ⅲ診療中の安全対策
Ⅳ診療後の安全対策
3つのシーンになっている。
毎日、取り組んでいる項目だが、日常業務を振り返り、☑をする。

‼ ☑マスは6列用意している。毎日☑では週に1枚。週1回の☑ならば1か月半使用できる。用紙はコピーして継続的に使用する。いつ誰がチェックするかを決めて取り組む。

‼ ☑ではなく、チェックした人の名を記載しても良い。それぞれの診療所で使いやすいように工夫する。

「歯科診療所での医療安全チェックシート No3」

			年月日	年月日	年月日	年月日	年月日
Ⅴ訪問診療	57	訪問診療依頼を受けた際には、患者の情報や主訴、訪問先の情報など、事前に知るべき事項を確実に聞き取るため、訪問診療受付票（チェックリスト等）を準備している					
	65	誤飲・誤嚥発生時など他の医療機関や他の職種との連携マニュアルが整備されている	（訪問診療時の携帯確認）				
	66	患者の極度の状態悪化（意識消失や心肺停止）に備えリスク管理を徹底し、高次医療機関との連携体制が整っている					
	84	今までの診療経過を踏まえ、訪問診療の計画に変更が必要かどうか検討している					

チェックシートNo.3は Ⅴ訪問診療における安全対策である。

この項目も1度☑されたらOK！連携マニュアルが整備されていたら、訪問診療時に携帯しているかどうか確認する。

‼ 訪問診療に関わっていなくても、チェックするべき項目があれば、日常業務内容として☑をする。

130　困ったぞ！こうなりたくない！トラブル事例に学ぶ歯科訪問診療

「歯科診療所での医療安全チェックシート No.1」

			年 月 日	年 月 日	年 月 日	年 月 日	年 月 日	年 月 日
I ① 総合的な安全管理（医療安全推進の為の総合的な体制・整備）	1	医療安全管理の指針が制定されている（マニュアルがある）	(保管場所)					
	2	医療安全管理のための責任者の配置がされている	(役職・氏名)					
	3	医薬品安全管理責任者および医療機器安全管理責任者（常勤歯科衛生士可能）が配置されている	(医薬品安全管理責任者・医療機器安全管理責任者)					
	4	地域救急病院との連携体制を整えている	(連携病院名)					
	5	医療安全管理の指針を定期的に見直し、全スタッフに周知している						
	6	医療安全管理のための教育、研修が行われている（外部講習の受講でも可）						
	7	歯科医療機器、器材の点検を定期的に行い、記録に残している						
	8	診療録（カルテ）は適切に管理し、記載は速やかに診療情報を記載している						
	9	医療事故、ヒヤリハット等の報告体制が整っている						
	10	医療事故、ヒヤリハット等（誤飲・誤嚥、針刺し、患者の全身状態の急変など）発生時の対応策がある						
	11	基本的心肺蘇生法等の研修の受講、急変時への対応の周知徹底を行っている						
	12	緊急時に必要な医療機器・医薬品（モニター、酸素、AED、緊急用薬剤等）を設置し、適切な管理を行っている						
	13	歯科診療時のバイタルサイン測定を必要に応じて行っている						
	14	薬剤の管理（有効期限等）を徹底し、定期的な点検を行うなど、間違いがないよう注意している						
	15	定期的に職員ミーテイング（委員会）を開催し、その内容を記録している						
I ② 感染予防対策（医療安全推進のために行う院内感染予防対策）	16	院内感染対策の指針（マニュアル）が制定されている	(保管場所)					
	17	院内感染対策マニュアルを定期的に見直し、全スタッフへの周知徹底を行っている						
	18	器具・器材の洗浄、消毒・滅菌についてはスタンダードプリコーション（標準予防策）に基づいた感染予防策を実践している						
	19	超音波洗浄機、ウォッシャーディスインフェクター、オートクレーブ等の定期点検を行っている						
	20	器具器材に適した消毒剤を最適な濃度で使用している						
	21	縫合針やメス刃、リーマー・ファイルなど鋭利な器具は注意して取り扱っている						
	22	感染症の有無を確認している（問診の既往歴）						
	23	患者の眼球保護に配慮している（閉眼の指示、ゴーグルの着用、タオル等で覆うなど）						
	24	感染性廃棄物を適切な方法で処理している						
	25	滅菌済みの器具は有効期限を遵守し使用している						
	26	診療前後の手指消毒を行っている						
	27	時計、指輪等を外し、爪を切り、髪の毛は肩につく場合は束ね身だしなみを清潔に整えている						
	28	個人用防護具（マスク、グローブ、ゴーグル・フェイスガード等）を使用している						

PART7 付録

「歯科診療所での医療安全チェックシート　No.2」

			年 月 日	年 月 日	年 月 日	年 月 日	年 月 日	年 月 日
Ⅱ 診療前の安全対策	29	術前の確認、診療録から患者の情報・状態(妊娠・授乳含)や禁忌項目(薬・ラテックス・金属等アレルギー含)を把握し、必要に応じて診療情報提供書を作成、照会している						
	30	患者へ処置内容・部位、注意事項などの説明を行い、同意を得ている						
	31	愛護的な操作を励行し、患者へ痛みや苦痛がある場合の合図を事前に患者と確認している						
	32	薬剤や印象剤が皮膚や衣服につかないように配慮し、万一ついてしまった場合の対策を決めている						
	33	診療前に、呼吸状態(喘鳴、口呼吸など)や異常絞扼反射(嘔吐反射)の有無について確認している						
	34	常用薬は全て確認し、医薬品の添付文書の記載内容や注意事項についても十分熟知している						
	35	ユニット周辺の環境を常に整備している(例:障害物、危険物を火器の近くにおかない)						
	36	ユニット、チェア、タービン、エンジンなどの始業前点検を行い、チェックシートに記載している						
	37	エックス線装置、レーザー装置、光照射機などを最適に使用できるように管理している						
	38	歯科技工物の指示間違え、取り違え防止を行っている						
	39	フルネームを名乗ってもらうだけでなく、IDナンバーや生年月日など、確実な方法にて確認している						
Ⅲ 診療中の安全対策	40	患者の顔面上で器具の受け渡しや持ち替えをしたり、器具を把持したままライトを操作していない						
	41	バキューム操作を正しく確実に行い、口腔内の分泌物を吸引している						
	42	加熱した器具や材料は適温を確認し、声掛けをしてから口腔内に挿入している						
	43	ガスバーナー使用時は、作業域を広く取り、周囲に易燃性のものがないか確認してから点火し、使用後はすぐに消している						
	44	口角炎や口唇炎を術前に確認し、必要に応じて処置前にワセリン等を塗布している						
	45	口腔内への落下や誤飲・誤嚥をさせてしまった時の対応マニュアルがある						
	46	適合の良い技工物を作成し、セメントや印象剤は混液比を正しく計測し、適量・適度な硬さの練和をしている						
	47	小器具や補綴物などを落下させてしまう可能性について患者に説明し、必要に応じて顔を傾けたり、吸引の準備をしている						
	48	バーやエンジンなどは確実に装着し、正回転・回転数を確認し、口腔外で予備回転させてから使用している。						
	49	印象時の体位(水平位より座位がよい場合もある)や印象剤の硬さなどに注意している						
	50	鋭利な器具(リーマーやファイルなど)を口腔内に挿入する際、必要に応じて落下防止のための糸などを付け、開口を指示し、口唇や頬粘膜、舌を排除している						
	51	歯科用治療器具や材料の残存や上顎洞への迷入に注意している						
	52	ユニットは必ず声をかけてから操作し、車椅子からの移動は直ぐに介助出来る体制を取り、高齢者や小児等の移動でも一人にせず、転倒・転落などが起きないよう注意している						
Ⅳ 診療後の安全対策	53	局所麻酔や処置をした患者には舌・頬・口唇を火傷したり、噛んだりしないように説明している						
	54	床の水(濡れ)やレジンの粉末・切削片等はこまめに拭き取っている						
	55	神経麻痺等の合併症や処置後に起こり得ることなど、注意すべき事項は書面で知らせている						
	56	診療録や業務記録などを遅滞なく記載し、適切に管理を行っている						

「歯科診療所での医療安全チェックシート No.3」

			年 月 日	年 月 日	年 月 日	年 月 日	年 月 日	年 月 日
Ⅴ 訪問診療における安全対策	57	訪問診療依頼を受けた際には、患者の情報や主訴、訪問先の情報など、事前に知るべき事項を確実に聞き取るため、訪問診療受付票（チェックリスト等）を準備している						
	58	事前の準備では歯科治療の内容および担当歯科医師の指示内容の確認、器具器材のリスト（チェックリスト）を作成している						
	59	事前に患者、家族、介護支援専門員、その他連携系機関への説明と内容の承諾を行っている						
	60	患者の基礎疾患や常用薬について事前に調べ、禁忌事項を含めた対応策を検討している						
	61	処置内容によって必要な場合は主治医に診療情報提供書を作成し、連携を取っている						
	62	訪問日前日もしくは当日には患者の体調や訪問時間、訪問診療にかかる時間等の確認を、患者・家族・病院・施設等に電話にて連絡を行っている						
	63	訪問診療用の器具器材は、診療室の器具器材と同様に適切に管理し、すぐに使用できるようにしている						
	64	出発前に忘れ物がないか再確認（ダブルチェック）している						
	65	誤飲・誤嚥発生時など他の医療機関や他の職種との連携マニュアルが整備されている	（訪問診療時の携帯確認）					
	66	患者の極度の状態悪化（意識消失や心肺停止）に備えリスク管理を徹底し、高次医療機関との連携体制が整っている						
	67	必要に応じて他の医療機関や他の職種と連携する体制が整っている						
	68	緊急時及び事故発生時の迅速かつ適切な対応法について、個々の患者の状態に応じて診療前に十分検討し、決定してから診療を行っている						
	69	訪問診療に携わる全てのスタッフは、心肺蘇生法についての研修を受講している						
	70	患者の口腔内、全身状態やその他の情報を考慮した訪問診療計画を立てている						
	71	（居宅での口腔衛生管理を行う場合など）介護保険の対象者かどうかの確認を行っている						
	72	表情、態度、声の大きさ、失礼のない言葉づかいに注意し、わかりやすい言葉で指導、対応し、起こり得る状態を予測し、全身状態や表情、動きに注意しながら行っている						
	73	服薬状況や全身状態、バイタルサイン（意識・呼吸・脈拍・血圧・体温・経皮的酸素飽和度）などを計測・記載している						
	74	必要に応じて治療中にモニタリングを行い、常に体調の変化に気を配り、体調の変化（顔貌、体温、血圧等）か認められたら、治療の中止、変更を考えている						
	75	患者の楽な体位を優先し体位変換する前には必ず声かけをして、伝達を確認している						
	76	口腔内への落下が常に起こりうることを認識し、誤飲・誤嚥が起きないように特に注意している						
	77	診療内容や指導内容を本人、家族、その他介護支援専門員や介助者等に説明し、注意事項等を確認している						
	78	感染性廃棄物などは持ち帰るなどして適切に処置をしている						
	79	必要な文書を記載した場合は、患者ならびに介護者に手渡しして説明している						
	80	診療録や業務記録の記載は、遅滞なく行っている						
	81	薬を処方する際には、介護者に本人による管理が可能か確認する						
	82	義歯や患者の所持品の破損や紛失が起きないように、さらに、訪問先に忘れ物をしないように、訪問診療後に持ち帰るべき器具器材を確認している						
	83	次回の訪問診療がある場合には、訪問日時の確認をし、患者および介護者が忘れないようにカレンダーに記入しておくなどの工夫をしている						
	84	今までの診療経過を踏まえ、訪問診療の計画に変更が必要かどうか検討している						

> **付録 3** 経営面から考える"安全な"歯科訪問診療の提供

高田晴彦

1. 在宅と診療室での診療・介護報酬の比較

「義歯破損、床下粘膜異常」の治療において、以下の3パターンで診療報酬および介護報酬の総額、医業総利益を比較しました。

❶在宅（診療報酬）
❷在宅（診療報酬＋介護報酬）
❸診療室（診療報酬）

詳細を**表1**に示します。

このケースでは初診から新義歯装着・調整まで1週間ごとに計7回診療を行っています（初診月4回、次月3回）。医療原価は上下顎の総義歯製作の材料と技工料を30,040円としました。医療原価をそれぞれの合計から除いた医業総利益は以下のとおりです。

（1点＝10円、1単位＝10円）

❶診療報酬（在宅）－医療原価
176,770円－30,040円＝**146,730円**

❷診療報酬＋介護報酬（在宅）－医療原価
221,900円－30,040円＝**191,860円**

❸診療報酬（診療室）－医療原価
91,760円－30,040円＝**61,720円**

これらの結果だけをみると、診療室に比べ、在宅での診療報酬は総額で約1.9倍、医業総利益でみても約2.4倍です。さらに介護報酬が加わると約2.4倍、医業総利益でみても約3.1倍になります。ただし、歯科訪問診療には移動時間も含まれるため、一概にこの結果を真に受けることはできません。では時間効率も含めてみていくと、どうなるのでしょうか。

表1　在宅と診療室での診療・介護報酬の比較

	❶在宅 （診療報酬：点数）	
1回目 （初診月）	歯科訪問診療	1,036
	歯科訪問診療補助加算	115
	有床義歯修理	475×2
	歯科口腔リハビリテーション	124
	有床義歯床下粘膜調整処置	110×2
		2,445
2回目	歯科訪問診療	1,036
	歯科訪問診療補助加算	115
	有床義歯床下粘膜調整処置	110×2
		1,371
3回目	歯科訪問診療	1,036
	歯科訪問診療補助加算	115
	有床義歯床下粘膜調整処置	110×2
	スナップ印象	0
		1,371
4回目	歯科訪問診療	1,036
	歯科訪問診療補助加算	115
	咬合採得料	481×2
	補綴時診断料	90×2
		2,293
5回目 （次月）	歯科訪問診療	1,036
	歯科訪問診療補助加算	115
	仮床試適料	190×2
	印象採得料（咬座印象）	462×2
	歯科口腔リハビリテーション	124
		2,579
6回目	歯科訪問診療	1,036
	歯科訪問診療補助加算	115
	有床義歯（レジン床）	2,402×2
	人工歯料	(61+80)×2
	新製有床義歯管理料	230
		6,467
7回目	歯科訪問診療	1,036
	歯科訪問診療補助加算	115
		1,151
合計		**17,677**

※2は上下顎を意味する

134　困ったぞ！こうなりたくない！トラブル事例に学ぶ歯科訪問診療

ケース	患者：73歳・女性 主訴：噛めない 治療：破損した義歯を修理し、粘膜調整を経たのち新義歯を製作（7回にわたる診療）

❷在宅 （診療報酬・点数＋介護報酬：単位）		❸診療室 （診療報酬：点数）	
歯科訪問診療	1,036	初診料＋外来環	237＋23
歯科訪問診療補助加算	115		
有床義歯修理	475×2	有床義歯修理	355×2
歯科口腔リハビリテーション	124	歯科口腔リハビリテーション	124
有床義歯床下粘膜調整処置	110×2	有床義歯床下粘膜調整処置	110×2
居宅療養管理指導費（Dr）注1)	507		
居宅療養管理指導費（DH）注2)	355		
	3,307		1,314
歯科訪問診療	1,036	再診料＋外来環＋明細	48＋3＋1
歯科訪問診療補助加算	115		
有床義歯床下粘膜調整処置	110×2	有床義歯床下粘膜調整処置	110×2
居宅療養管理指導費（Dr）注1)	507		
居宅療養管理指導費（DH）注2)	355		
	2,233		272
歯科訪問診療	1,036	再診料＋外来環＋明細	48＋3＋1
歯科訪問診療補助加算	115		
有床義歯床下粘膜調整処置	110×2	有床義歯床下粘膜調整処置	110×2
スナップ印象	0	スナップ印象	0
居宅療養管理指導費（DH）注2)	355		
	1,726		272
歯科訪問診療	1,036	再診料＋外来環＋明細	48＋3＋1
歯科訪問診療補助加算	115		
咬合採得料	481×2	咬合採得料	283×2
補綴時診断料	90×2	補綴時診断料	90×2
居宅療養管理指導費（DH）注2)	355		
	2,648		798
歯科訪問診療	1,036	再診料＋外来環＋明細	48＋3＋1
歯科訪問診療補助加算	115		
仮床試適料	190×2	仮床試適料	190×2
印象採得料（咬座印象）	462×2	印象採得料（咬座印象）	272×2
歯科口腔リハビリテーション	124	歯科口腔リハビリテーション	124
居宅療養管理指導費（Dr）注1)	507		
居宅療養管理指導費（DH）注2)	355		
	3,441		1,100
歯科訪問診療	1,036	再診料＋外来環＋明細	48＋3＋1
歯科訪問診療補助加算	115		
有床義歯（レジン床）	2,402×2	有床義歯（レジン床）	2,402×2
人工歯料	（61＋80）×2	人工歯料	（61＋80）×2
新製有床義歯管理料	230	新製有床義歯管理料	230
居宅療養管理指導費（Dr）注1)	507		
居宅療養管理指導費（DH）注2)	355		
	7,329		5,368
歯科訪問診療	1,036	再診料＋外来環＋明細	48＋3＋1
歯科訪問診療補助加算	115	義歯調整	0
居宅療養管理指導費（DH）注2)	355		
	1,506		52
	22,190		9,176

注1：
介護保険において歯科医師が行う場合
（月2回まで）
①単一建物居住者1人に対して行う単位
【507単位】
②単一建物居住者2人以上9人以下に対して行う場合
【483単位】
③①および②以外の場合　【442単位】

注2：
介護保険において歯科衛生士が行う場合
（月4回まで）
①単一建物居住者1人に対して行う場合
【355単位】
②単一建物居住者2人以上9人以下に対して行う場合
【323単位】
③①および②以外の場合　【295単位】

平成30年社会保険歯科診療報酬および介護報酬より

2. 時間的効率

表2は、本ケースでの所要時間を在宅と診療室で比較したものです。以下の条件で算出しました。

- 在宅（❶❷）での診療
  1回につき50分 + 移動時間25分
  合計75分
- 診療室（❸）での診療時間
  1回につき40分

  診療室ではチェアなどの設備や人手があること、移動時間がないため

すると、単純な時間効率では、在宅が不利になります。本ケースでは、移動時間も含めた総所要時間が在宅（❶❷）で約8.8時間（525分）、一方診療室（❸）は約4.7時間（280分）で、245分も診療室のほうが有利と言えます。このように診療工程での時間効率は、在宅での診療のほうが悪いのです。

3. 移動時間も含めた診療・介護報酬の比較

次に、移動時間も含めた場合の1時間あたりの診療報酬および介護報酬、医業総利益を算出しました（表3）。

本ケースでは、患家への移動時間を含めた1時間あたりの総診療報酬では、在宅（❶）と診療室（❸）の差は565円、介護保険を含めた場合（❷）では、5,693円でした。また、医療原価が同額なので、移動時間を含めた1時間あたりの医業総利益では、在宅（❶）と診療室（❸）の差は3,542円、介護報酬を含めた場合（❷）は8,670円でした。いずれの場合も移動時間を考えなければ在宅での診療が有利ということになりますが……。

なお、厚生労働省保険局医療課が公開している第21回医療経済実態調査（医療機関等調査）報告（平成29年実施）の歯科診療所の集計[1]をみると、平成29年度の医業収入は40,617,000円です。診療時間を8時間/1日、22日/1ヵ月、12ヵ月/1年として計算すると、1時間あたり19,232円の医業収入と言えます（表4）。

4. 1人あたりの付加価値生産性では訪問診療のほうが有利

続いて、本ケースで7回の診療を歯科医師1人で対応した場合を比較しました。在宅（❶）の医業総利益は合計で146,730円であり、これには移動時間も含め約8.8時間かかっています。診療室（❸）で

表2　表1のケース（7回の診療）における、在宅と診療室それぞれにかかる時間の比較

	❶在宅 （診療報酬）	❷在宅 （診療報酬＋介護報酬）	❸診療室 （診療報酬）
診療時間	約5.8時間 （50分×7回＝350分）	約5.8時間 （50分×7回＝350分）	約4.7時間 （40分×7回＝280分）
移動時間	175分 （25分×7回＝175分）	175分 （25分×7回＝175分）	0分
診療時間＋移動時間	約8.8時間 （350分＋175分＝525分）	約8.8時間 （350分＋175分＝525分）	約4.7時間

> ケース　　患者：73歳・女性
> 主訴：噛めない
> 治療：破損した義歯を修理し、粘膜調整を
> 経たのち新義歯を製作（7回にわたる診療）

表3　表1のケースにおける、診療1時間あたりの診療報酬・介護報酬、医業総利益等の比較

（1点＝10円、1単位＝10円）	❶在宅 （診療報酬）	❷在宅 （診療報酬＋介護報酬）	❸診療室 （診療報酬）
診療報酬・介護報酬総額 （7回分）	176,770円	221,900円	91,760円
医療原価 （7回分）	30,040円	30,040円	30,040円
医業総利益 （7回分）	146,730円 （176,770円−30,040円）	191,860円 （221,900円−30,040円）	61,720円 （91,760円−30,040円）
診療1時間あたりの 診療報酬・介護報酬	30,478円 （176,770円÷5.8）	38,259円 （221,900円÷5.8）	19,523円 （91,760円÷4.7）
移動を含む1時間あたり の診療報酬・介護報酬	20,088円 （176,770円÷8.8）	25,216円 （221,900円÷8.8）	19,523円 （91,760円÷4.7）
診療1時間あたりの 医業総利益	25,298円 （146,730円÷5.8）	33,079円 （191,860円÷5.8）	13,132円 （61,720円÷4.7）
移動を含む1時間あたり の医業総利益	16,674円 （146,730円÷8.8）	21,802円 （191,860円÷8.8）	13,132円 （61,720円÷4.7）

表4　第21回医療経済実態調査（医療機関等調査）報告（平成29年実施）の歯科診療所の集計

調査期は平成28年4月〜平成29年3月末までに終了した年度（前年）および平成
27年4月〜平成28年3月末までに終了した年度（前々年）2期間

歯科診療所（集計2）
（1施設当たり損益）

	個人				医療法人				その他				全体			
	金額		構成比率	金額の伸び率	金額		構成比率	金額の伸び率	金額		構成比率	金額の伸び率	金額		構成比率	金額の伸び率
	前々年(度)	前年(度)	前々年(度) 前年(度)		前々年(度)	前年(度)	前々年(度) 前年(度)		前々年(度) 前年(度)		前々年(度) 前年(度)		前々年(度)	前年(度)	前々年(度) 前年(度)	
	千円	千円	%	%	千円	千円	%	%	千円 千円		% %	%	千円	千円	% %	%
Ⅰ 医業収益	40,617	40,393	99.										60,408	60,354	99.6 99.6	1.6
1. 保険診療収益	35,690	35,5											028	47,324	78.7 78.1	0.8
2. 労災等診療収益	3	2											38	32	0.1 0.1	−15.8
3. その他の診療収益	4,445	4,395	10										84	11,971	18.8 19.8	6.1
4. その他の医業収益	479	472											58	1,028	1.9 1.7	−11.2
Ⅱ 介護収益	297	293											54	252	0.4 0.4	−0.8
1. 居宅サービス収益	52	52											94	94	0.2 0.2	0.0
2. その他の介護収益	246	241											60	157	0.3 0.3	−1.9
Ⅲ 医業・介護費用	29,069	28,807	71.										759	51,214	85.1 84.5	0.9
1. 給与費	11,392	11,381	27.8	28.0	−0.1	44,418	45,254	49.8	49.2	1.9	—	—	—	—	—	—	24,202	24,520	40.6 40.5	1.3
2. 医薬品費	511	482	1.2	1.2	−5.7	848	835	1.0	0.9	−1.5	—	—	—	—	—	—	642	619	1.1 1.0	−3.6
3. 歯科材料費	3,002	2,893	7.3	7.1	−3.6	7,207	7,379	8.1	8.0	2.4	—	—	—	—	—	—	4,633	4,633	7.8 7.6	0.0
4. 委託費	4,072	4,004	10.0	9.8	−1.7	7,298	7,427	8.2	8.1	1.8	—	—	—	—	—	—	5,324	5,332	8.9 8.8	0.2
5. 減価償却費	2,127	2,082	5.2	5.1	−2.1	3,723	3,948	4.2	4.3	6.0	—	—	—	—	—	—	2,746	2,806	4.6 4.6	2.2
（再掲）建物減価償却費	404	402	1.0	1.0	−0.5	408	395	0.5	0.4	−3.2	—	—	—	—	—	—	406	400	0.7 0.7	−1.5
（再掲）医療機器減価償却費	910	911	2.2	2.2	0.1	1,524	1,720	1.7	1.9	12.9	—	—	—	—	—	—	1,148	1,225	1.9 2.0	6.7
6. その他の医業費用	7,965	7,966	19.5	19.6	0.0	21,491	21,730	24.1	23.6	1.1	—	—	—	—	—	—	13,212	13,305	22.1 22.0	0.7
（再掲）設備機器賃借料	387	386	0.9	0.9	−0.3	879	957	1.0	1.0	8.9	—	—	—	—	—	—	578	607	1.0 1.0	5.0
（再掲）医療機器賃借料	231	225	0.6	0.6	−2.6	495	565	0.6	0.6	14.1	—	—	—	—	—	—	334	357	0.6 0.6	6.9
Ⅳ 損益差額（Ⅰ＋Ⅱ−Ⅲ）	11,846	11,879	29.0	29.2	—	4,260	5,465	4.8	5.9	—							8,903	9,391	14.9 15.5	—
Ⅴ 税金	—	—				610	663	0.7	0.7	8.7	—	—	—	—	—	—				
Ⅵ 税引後の総損益差額（Ⅳ−Ⅴ）	—	—				3,650	4,802	4.1	5.2	—	—	—	—	—	—	—				
施設数	172					109					0						281			
平均ユニット数	3	3				4	4				—	—					4	4		

●医業収益
1年間　40,617,000円
1ヵ月　3,384,750円（40,617,000円÷12ヵ月）
1日　153,852円（3,384,750円÷22日）
1時間　19,232円（153,852円÷8時間）

（注）1．構成比率は「Ⅰ 医業収益」と「Ⅱ 介護収益」を合算した金額に対する各収益科目、又は費用科目の割合である。（以下同様）
　　　2．「その他」とは、市町村立などの歯科診療所である。（以下同様）
　　　3．個人立の歯科診療所の損益差額からは、開設者の報酬となる部分以外に、建物、設備について現存物の価値以上の改善を行うための内部資金に充てられることが考えられる。
　　　4．個人立の歯科診療所は税金について調査していないので、個人立の歯科診療所が含まれる集計区分では税金の集計はしていない。（以下同様）

参考文献1より引用改変

歯科医師1人が8.8時間同じ診療をしたとすると、115,562円となり（13,132円×8.8時間）、医業総利益は在宅での診療が有利になります。さらに、診療室で仮に4人（歯科医師1人、歯科衛生士1人、歯科助手2人）で対応しているとすると1人あたりの医業総利益は28,891円（115,562円÷4）となります。歯科衛生士が同時間帯にほかの患者さんを担当し、歯科助手が1人でアシストしているとすると1人あたりの医業総利益は57,781円（115,562円÷2）で、1人あたりの医業総利益（付加価値生産性）は、在宅のほうが有利です。

しかし、歯科訪問診療の収益は、

❶訪問先へ"いつ"行くのか
❷訪問先へ"誰が"行くのか
によって変わります。

5. 訪問先へ"いつ"行くのか

"いつ"に関しては、次の2つが考えられます。
❶診療室での診療のうちの1日を訪問日として行く
❷日常診療に差し支えないよう、診療後または休診日に行く

❷の場合、診療終了後の処置であれば1軒、義歯調整であれば1～2軒が限度です。では❶の場合の1日あたりの診療報酬を、以下の設定でみていきます。

● 在宅での診療
1回につき**50分** + 移動時間**25分**
合計**75分**
● 1日の訪問件数
6軒（480分÷75分）、30分余る
実働時間を8時間（480分）として

本ケースでは、診療実日数は7日、診療報酬総額は176,770円ですので、1回あたりの診療報酬額は平均25,253円となります。ここから1日に6軒訪問した場合の報酬を計算してみます。すると、1日の総診療報酬額は151,518円となりました。

● 診療報酬額の合計（7回分）
176,770円
● 1回あたりの診療報酬額の平均
25,253円（176,770円÷7回）
● 1日6軒訪問した場合の総診療報酬額
151,518円（25,253円×6軒）

第21回医療経済実態調査（平成29年実施）（**表4**）では、平均的な歯科診療所の1日あたりの診療報酬額は153,852円です[1]。歯科訪問診療の患者数が適切に確保できるのであれば、診療室での診療のうちの1日を歯科訪問診療日にしたとしても、多くの差異はないと言えます。

歯科訪問診療の所要人数が少なくてすむこと、人件費の低減を考えれば、十分に成り立ちそうです。

6. 訪問先へ"誰が"行くのか

歯科訪問診療においては、いつ行くのか、そして歯科医師1人で訪問するのか、歯科衛生士1人で訪問するのか、複数のスタッフが同行するのかにより、収支損益が変わります（**表5**）。

介護保険を利用して歯科衛生士が訪問した場合は、月4回までであれば1回に355単位が算定できます。仮に1日3軒（3,550円×3＝10,650円）訪問すれば、日給1万円程度に見合うので、診療時間内の単独訪問は得策です。

ただし、これは要注意です！口腔内のケアを行わなければならないような患者さんは有病者や寝たきり、またはこれに準ずる状態です。病態の急変や、誤嚥のリスクが高いと考えなければなりません。26ページで述べたようにケアのやり方によって誤嚥のリスクを軽減させることは可能です。水を使用しないジェルなどを使い、ケアした部位の付着物をジェルごと、その都度吸引しますが、そのためには術野の確保、バキュームとシリンジ操作、そしてケアと、1人ではとうてい対応することは無理です。もしできたとしても、危険きわまりないことはおわかりでしょう。

表5　経営的な面からみた歯科訪問診療に取り組む体制の違い

	診療室での診療のうちの1日を訪問の日とする	緊急時を除き診療時間外に訪問する
歯科医師1人で訪問した場合	勤務医がいない場合は休診となるが、実労働8時間とした場合、6軒の診療が可能	処置であれば1軒、義歯調整であれば1〜2軒が限度
歯科医師1人および歯科衛生士1人で訪問した場合	通常の診療時間内であるため、歯科衛生士への超過勤務手当、休日出勤手当等は不要	歯科衛生士への超過勤務手当、休日出勤手当が必要になる。あるいは遅出・遅番などの体制を取る必要がある
	介護保険の対象者であれば、歯科医師の指示に基づき、歯科衛生士が訪問して、口腔内のケアや義歯洗浄などの実地指導を行った場合、1ヵ月に355単位を4回（3,550円×4＝14,200円）算定できる	

7. 人件費について

　さらに個人開業医の場合の人件費について考えていきます。

❶歯科医師1人（院長自ら）による訪問診療

　診療時間内であれば、院長の人件費は0円です。訪問している時間は診療室での診療はできません。仮に診療室または歯科訪問診療を担当する歯科医師がもう1人いれば、診療報酬や介護報酬でプラスになります。とはいえ院長以外の歯科医師の人件費がかかります。

❷院長に歯科衛生士1人が同行した場合

　診療時間内であれば人件費は給与に含まれますが、時間外または非常勤を雇うとすると、右の計算式では、歯科衛生士の給与は1軒あたり2,400円になり、1日6軒訪問した場合は14,400円となります。

平成26年神奈川県医療経済実態調査では常勤歯科衛生士の平均年収300〜400万円がもっとも多く、400万円の年収、診療時間を8時間/1日、22日/1ヵ月、12ヵ月/1年として算出。

4,000,000円÷12ヵ月＝333,333円/月
333,333円÷22日＝15,151円/日
15,151円÷8時間＝1,894円/時間
1,894円÷60分＝32円/分
32円×75分＝2,400円/1軒
2,400円×6軒＝14,400円

まとめ

報酬に関して在宅（歯科訪問診療）と診療室についてまとめると以下のような結果になりました。

❶ 診療報酬の総額は、在宅の場合は診療室に比べ約1.9倍、医業総利益でみても約2.4倍になり、介護報酬が加わると約2.4倍、医業総利益でみても約3.1倍になる

❷ 時間効率は診療室より在宅のほうが悪い

❸ 診療時間あたりの診療報酬総額では在宅が有利だが、患家への移動時間も含む1時間あたりの診療報酬における在宅と診療室の差は565円

❹ 在宅のほうが直接原価率（医療原価は同額）が低いため、移動時間を含めた1時間あたり医業総利益における在宅と診療室の差は3,542円だった。移動時間を考えなければ、在宅が有利になる

❺ 1人あたりの付加価値生産性では、在宅のほうが有利

❻ "いつ""誰が"行くかにより収支損益が変わる

❼ 経営的な面でみると、総じて歯科訪問診療のほうが有利に思える。しかし歯科訪問診療の特殊性（患者さんが急性期を脱している状態）等を考慮すると、たとえケアだけといっても1人での対応は、かなりのリスクを背負うことになる

筆者自身への戒めも含め考察すると、歯科訪問診療は、通院できない患者さんにとって不可欠にも関わらず、経済的負担や心理的負担があることを忘れてはならないと考えます。報酬だけで考えた場合、訪問の場合は歯科医療サービス提供側が有利なだけ、患者さんの負担は重くなるからです。また、患者さんが医療従事者の対応に満足が得られなかったとしても、すぐ転院するわけにもいかない状況にあります。患者さんが受け身の立場ということも忘れてはなりません。

それゆえ、在宅療養家族の所得税計算上の基礎控除や医療費控除以外に、もっと公的な保障が必要なのかもしれません。

〈参考文献〉
1．厚生労働省保険局医療課．第21回医療経済実態調査（医療機関等調査）報告（平成29年実施）．https://www.e-stat.go.jp/stat-search/files?page=1&layout=datalist&toukei=00450381&tstat=000001108555&cycle=0&tclass1=000001108556&second2=1（2019年2月5日アクセス）．

索引

A

AED ……………………………… 127
AIDS(acquired immunodeficiency
syndrome)………………………… 70
ARONJ(anti-resorptive agents-related
osteonecrosis of the jaw) ………… 43

B

B型肝炎
　　──ウイルス(HBV) ………… 69
　　──ワクチン(HBワクチン) ……… 69

C

C型肝炎ウイルス(HCV)………… 69、126

D

DOAC(direct oral anti coagulants)
………………………………… 43、129

F

FMEA(failure mode and effects
analysis)…………………………… 116

H

HBIG ……………………………… 69、126
HBV ……………………………… 69
HBワクチン ……………………… 69、126
HCV ……………………………… 69、126
HIV(human immunodeficiency virus)
………………………………… 69、126

P

PT-INR …………………………… 43、49
PTP包装シート …………………… 83

R

RCA(root cause analysis) ………… 116

S

SHELL分析 ……………………… 116
SpO$_2$ …………………………… 19

あ

アナフィラキシー …… 91、95、118、124
安全管理体制 …………………… 102
安全な医療を提供するための10の要点
………………………………… 108
安全文化 ………………………… 108

い

意識レベル ……………………… 127
医師法二十一条 ………………… 102
一部負担金 ……………………… 84
移動時間 ………………………… 136
医薬品添付文書 ……………… 43、92
医療安全
　　──対策早見表 …………… 107
　　──の指針 ………………… 88
医療事故 ……… 88、104、119、124
　　──調査・支援センター … 118、120
　　──調査制度 ………… 102、118
医療水準 ……………… 94、98、100
医療訴訟 …………………… 88、104
インシデント …………………… 116
インプラント …………………… 103
　　──周囲炎 ………………… 52
　　──治療 ………… 48、52、90、97

う

ウイルス
　　B型肝炎── ……………… 69
　　C型肝炎── ………… 69、126
　　ヒト免疫不全── …… 69、126

え

嚥下内視鏡検査 ………………… 28

か

開口保持器具 …………………… 44
介護度 ……………………… 22、79
カルテ開示(診療録等の開示)……… 97
患者誤認 ………………………… 39

患者さんの

　　──情報 …………………… 22
　　──理解 …………………… 73
感染予防 ……………………… 70、93

き

キーパーソン …………………… 21、79
義歯製作 ………………………… 25
義務
　　守秘── …………………… 96
　　説明── …………………… 90
　　転医── …………………… 94
救急医療 ………………………… 95
居宅サービス計画書 ………… 16、75
拒否 ……………………………… 65

け

ケアマネジャー ………… 16、21、22
係争や事件 ……………………… 99
血圧 ………………… 23、95、127
血液・体液曝露事故 …………… 68
憲法三十八条 …………………… 103

こ

誤飲 ……………… 25、66、82
口腔衛生管理 ……………… 23、27
口腔清掃用ジェル ……………… 26
高血圧症 ………………… 10、80
後天性免疫不全症候群(AIDS) ……… 70
後方支援 ………………………… 16
高力価抗HBsヒト免疫グロブリン(HBIG)
………………………………… 69、126
高齢者の
　　──生活環境 ……………… 12
　　──特徴 …………………… 10
誤嚥 …………… 26、40、66、82、89
骨吸収抑制薬関連顎骨壊死(ARONJ)
………………………………… 43
骨粗しょう症………………………… 43
根本原因分析(RCA) …………… 116

索引

さ

最終治療計画 ……………………… 46
在宅での
　　　──エックス線写真撮影 ………… 24
　　　──歯科診療 …………………… 16

し

歯科医師会 …………………………… 100
歯科医療の特性 ……………………… 104
歯科衛生士 …………………………… 138
歯科衛生士法 ………………………… 57
歯科診療所での医療安全チェックシート
…………………………………………… 130
歯科診療申込書兼同意書 …………… 84
歯科訪問診療
　　　──での治療内容 ……………… 14
　　　──の依頼者 …………………… 14
　　　──の所要人数 ………… 64、138
　　　──の対象者 …………………… 10
　　　──の必需品 …………………… 29
　　　──報告書 ……………… 15、18
　　　──問診表 …………………… 22
時間的効率 …………………………… 136
歯間ブラシ …………………………… 82
事故 …………………………………… 103
　　　医療── …… 88、104、119、124
　　　血液・体液曝露── ………… 68
　　　針刺し── ……………… 68、126
自動体外式除細動器（AED） ……… 127
失敗モード影響分析法（FMEA） …… 116
出血 …………………………………… 80
守秘義務 ……………………………… 96
情報
　　　──共有 ……………………… 17
　　　──提供 ……………… 15、78
自立者 ………………………………… 41
人件費 ………………………………… 139
診療放射線技師法 …………………… 57
診療報酬 ……………………… 134、136

す

スタッフの同行 ……………………… 138

せ

摂食・嚥下機能 ……………………… 28
説明義務 ……………………………… 90

そ

側臥位 ………………………………… 40
損害賠償責任保険 …………………… 99

た

体温 …………………………………… 127
多職種 ………………………………… 46
　　　──連携 …… 12、28、46、73、78

ち

地域包括ケア ………………………… 12
チェックシート ……………… 34、130
駐車許可証 …………………………… 35
直接経口抗凝固薬（DOAC）…… 43、129
治療の優先 …………………………… 20

て

低栄養 ………………………………… 10
転医義務 ……………………………… 94
転倒 …………………………………… 71

と

糖尿病 ………………………… 10、20、43
投薬 …………………………………… 91
独居 …………………………………… 58

に

認知症 ………………………… 10、20、62
　　　──のケア技法 ……………… 60

の

脳卒中 ………………………………… 61

は

バイタルサイン ……………… 19、127
ハインリッヒの法則 ………… 88、112
発生・再発防止のための分析方法 … 116
針刺し事故 …………………… 68、126

ひ

ビジュアルで示す歯科訪問診療報告書
…………………………………… 15、84
ビスホスホネート系薬剤 ……… 43、47
ヒト免疫不全ウイルス（HIV）……… 69、126
1人あたりの付加価値生産性 ………… 136
ヒヤリ・ハット ………… 105、112、116

ふ

服薬状況 ……………………………… 42
不整脈 ………………………………… 127

へ

弁護士 ………………………………… 99

ほ

報告書 ………………………………… 84
法的責任 ……………………… 87、98
訪問
　　　──時間帯 …………………… 21
　　　──日 ………………………… 138
ポケットマニュアル ………………… 126

み

脈拍 …………………………… 19、95、127

ゆ

ユマニチュード® ……………………… 60

よ

要介護 ………………………… 22、26
要支援 ………………………… 22、79
予防接種 ……………………………… 70

る

ルーティン …………………………… 62

ろ

労災保険制度 ………………………… 77

著者紹介

(敬称略・五十音順)

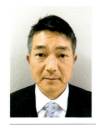

浅野倉栄 (あさの・そうえい)
浅野歯科 (神奈川県開業)

1993年	鶴見大学歯学部卒業
1997年	鶴見大学大学院歯学研究科修了、保存修復学講座助手
1999年	医療法人財団共生会浅野歯科、鶴見大学歯学部保存修復学講座非常勤講師
2003年	学校法人共生学園副校長
2006年	横浜市緑区歯科医師会理事
2011年	鶴見大学歯学部附属病院総合歯科2臨床教授
2013年	学校法人共生学園理事長

日本老年歯科医学会(認定医、専門医)、日本歯科保存学会、日本有病者歯科医療学会(指導医、認定医)、日本歯科審美学会、日本接着歯学会所属。

主な著書に、『判例からみた医療安全』(わかば出版 2014年 共著)、『歯科診療室での医療安全実践ガイド』(医歯薬出版 2010年 共著)、『歯科医師・臨床研修歯科医のための 実践歯科診療補助』(医歯薬出版 2008年 共著)など。

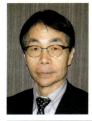

足立 進 (あだち・すすむ)
足立法律事務所・弁護士 (群馬弁護士会所属)

1982年	一橋大学法学部卒業
1989年	群馬弁護士会登録
	足立法律事務所入所
2001年	群馬弁護士会副会長
2014年	群馬弁護士会会長
	日本弁護士連合会常務理事

医療機関、医療団体等の顧問を務め、医療等の損害賠償請求事件を多く手掛ける。

主な著書に、『歯科医院内の法律とルール』(クインテッセンス出版 2016年)、『判例からみた医療安全』(わかば出版 2014年 編著)。

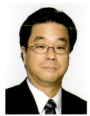

片山繁樹 (かたやま・しげき)
片山歯科医院 (神奈川県開業)

1982年	東京医科歯科大学歯学部卒業、昭和大学歯学部第3歯科補綴学講座助手
1988年	昭和大学歯学部第3歯科補綴学講座論師、片山歯科医院開設
2006年	昭和大学歯学部総合診療歯科客員教授(現在に至る)
2009年	神奈川県歯科医師会理事・同医事処理検討会副部会長
2015年	日本歯科医師会理事
2016年	日本歯科医療管理学会副会長(2018年副理事長、現在に至る)
2017年	日本歯科医学会学術講演委員会副委員長(現在に至る)
2018年	日本歯科専門医機構学会専門医小委員会副委員長(現在に至る)

日本歯科医療管理学会(認定医・指導医)、日本補綴歯科学会(専門医・指導医)、医療の質・安全学会所属。歯科医師国民年金基金参与、鶴見大学短期大学部非常勤講師、新横浜歯科衛生士専門学校非常勤講師。

主な著書に、『新版 歯科医療管理』(医歯薬出版 2018年 共著)、『判例からみた医療安全』(わかば出版 2014年 共著)、『新・診療室が変わる本』(クインテッセンス出版 2005年 監著)、『経営を安定させる歯科チーム医療』(クインテッセンス出版 2000年 共著)、『スタッフが変わる本 第1巻/第2巻』(クインテッセンス出版 1997年/1999年 共著)など。

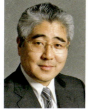

柴垣博一 (しばがき・ひろかず)
柴垣歯科医院 (神奈川県開業)

1989年	朝日大学歯学部卒業
1992年	柴垣歯科医院開設
2005年	神奈川県歯科医師連盟常務理事
2006年	日本歯科医師連盟広報委員
2009年	大和歯科医師会常務理事
2013年	神奈川県歯科医師会医事処理検討部会常任幹事
2015年	日本歯科医療管理学会事務理事
2017年	大和歯科医師会事務理事

日本歯科医療管理学会(認定医)、日本口腔インプラント学会(代議員・専門医)、日本歯科先端技術研究所(常任理事・認定医)所属。スタディグループAOS会長、EAO Active Member、ITI Member。

主な著書に、『新版 歯科医療管理』(医歯薬出版 2018年 共著)、『ヘルスケア歯科診療室発予防歯科のすぐれもの17+α』(デンタルダイヤモンド社 2006年 共著)、『今すぐできる歯科医療機能評価』(クインテッセンス出版 2004年 共著)、『保険診療の患者さんが「自費でお願いします」ドクター20人の「自由」プレゼンテーション』(デンタルダイヤモンド社 2004年 共著)など。

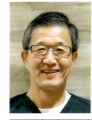

高田晴彦 (たかだ・はるひこ)
高田歯科医院 (神奈川県開業)

1977年	神奈川歯科大学卒業
1979年	高田歯科医院開設
1987年	横浜市立下田小学校校医
1988年	川崎市ラグビースクールコーチ、川崎市ラグビースクールスクールドクター、日本歯科医療管理学会常任理事
1989年	神奈川歯科大学薬理学教室より学位授与
2006年	川崎市ラグビースクール監事

日本歯科医療管理学会(認定医・指導医)、日本老年歯科医学会、日本顎咬合学会、日本口腔インプラント学会、日本スポーツ歯科医学会所属。横浜市立下田小学校校医、川崎市ラグビースクール監事。

主な著書に、『毎日の歯科臨床で生かせる 新 内科のツボ』(クインテッセンス出版 2014年 共著)、『今すぐできる歯科医療機能評価』(クインテッセンス出版 2004年 共著)、『経営を安定させる歯科チーム医療』(クインテッセンス出版 2000年 共著)、『スタッフが変わる本 第1巻/第2巻』(クインテッセンス出版 1997年/1999年 共著)など。

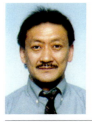

中島 丘 (なかじま・たかし)
元・みほ歯科医院 (元・神奈川県開業)

1985年	鶴見大学歯学部卒業
1989年	鶴見大学大学院歯学研究科歯科麻酔学講座修了(歯学博士)、同講座助手
1990年	みほ歯科医院開設
1999年	鶴見大学歯学部歯科麻酔学講座非常勤講師
2002年	明海大学歯学部総合臨床医学講座麻酔学分野非常勤講師
2013年	埼玉医科大学医学部臨床医学部門麻酔科非常勤講師
2014年	埼玉医科大学医学部臨床医学部門麻酔科客員教授

2017年逝去。

主な著書に、『歯医者さんに教えて! どんなお薬飲んでいますか?』(クインテッセンス出版 2018年 編集)、『よくわかる! 疾患別 歯科医療面接』(クインテッセンス出版 2016年 共著)、『歯科診療室での医療安全実践ガイド』(医歯薬出版 2010年 編著)、『これで安心! 歯科診療室での患者急変対応ガイド』(医歯薬出版 2010年 共著)、『診療情報提供書の読み方・活かし方』(ヒョーロン・パブリッシャーズ 2006年 共著)など。

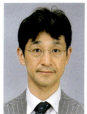

宮本智行 (みやもと・ともゆき)
森山記念病院 歯科口腔外科

1996年	東京医科歯科大学歯学部卒業
1999年	杏林大学医学部麻酔科学講座臨床専攻医
2000年	明倫短期大学附属歯科診療所、同大学非常勤講師
2001年	東京医科歯科大学歯学部附属病院助手、のち同大学大学院医歯学総合研究科麻酔・生体管理学分野助教
2002年	東京医科歯科大学歯学部附属病院リスクマネージャー会議ワーキンググループ座長、のち医療安全管理室副室長
2018年	社会医療法人社団森山会森山記念病院歯科口腔外科

日本歯科麻酔学会(専門医・認定医、元安全医療委員会委員)、日本障害者歯科学会(医療安全管理委員会委員)、医療の質・安全学会(元代議員)、日本医療安全学会(代議員)所属。日本歯科医師会(元歯科医療安全対策委員会委員)、日本医療機能評価機構(医療事故情報収集等事業専門分析班委員)、国立大学附属病院医療安全管理協議会(前歯科医療における質・安全委員会委員長)、東京地方裁判所(専門委員)。

「日本予防医学リスクマネジメント学会第8回学術総会安全医学賞 最優秀賞」を受賞。

主な著書に、『スタンダード全身管理・歯科麻酔学第4版(第17章医療安全管理)』(学建書院 2017年 共著)など。

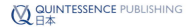

困ったぞ！こうなりたくない！
トラブル事例に学ぶ歯科訪問診療

2019年5月10日　第1版第1刷発行

著　　者	浅野倉栄/足立　進/片山繁樹/柴垣博一/ 髙田晴彦/中島　丘/宮本智行
発 行 人	北峯康充
発 行 所	クインテッセンス出版株式会社 東京都文京区本郷3丁目2番6号　〒113-0033 クイントハウスビル　電話(03)5842-2270(代表) 　　　　　　　　　　　(03)5842-2272(営業部) 　　　　　　　　　　　(03)5842-2279(編集部) web page address　https://www.quint-j.co.jp/
印刷・製本	サン美術印刷株式会社

©2019　クインテッセンス出版株式会社　　　　禁無断転載・複写
Printed in Japan　　　　　　　　　　　　　落丁本・乱丁本はお取り替えします
ISBN978-4-7812-0680-6　C3047　　　　　定価はカバーに表示してあります